KB120006

구급의료기관을 위한

화생방테러 긴급대응 표준매뉴얼

후생노동과학연구사업 '건강위기관리의 효과적인 의료체제의 방향에 관한 연구'반 엮음
오토모 야스히로 외 지음 | 최성용·이지호 외 옮김

이 책은 환경부와 화학물질안전원의 운영예산으로 발간되었습니다.

이 도서의 국립중앙도서관 출판예정도서목록(CIP)은 서지정보유통지원시스템 홈페이지(http://seoji.nl.go.kr)와 국가자료공동목록시스템(http://www.nl.go.kr/kolisnet)에서 이용하실 수 있습니다.
CIP제어번호: CIP2019016803(양장), CIP2019016804(무선)

구급의료기관을 위한

화생방테러 긴급대응 표준매뉴얼

후생노동과학연구사업 '건강위기관리의 효과적인 의료체제의 방향에 관한 연구'반 엮음
오토모 야스히로 외 지음 | 최성용·이지호 외 옮김

한울
아카데미

옮긴이 서문

화학테러 및 화학사고에 대한 대응 내용은 환경부의 '화학물질관리법'에 포괄적으로 수록되어 있으며, 구미 불산 사고 이후에는 화학물질안전원에서 전담해 대응 및 관리를 하고 있다. 하지만 화학사고의 수는 크게 줄지 않고 있다. 또한 우리나라 전국에 분포한 산업단지가 크고 작은 화학물질 취급 공정을 포함하고 있으며, 이동량이나 생산량을 고려했을 때 화학물질과 관련된 사고 및 테러는 발생할 가능성이 높은 상황이다.

다행스럽게 우리나라는 아직 공식적인 테러 발생 보고는 없지만, 9·11 사태(2001년 9월 11일) 이후 지금까지 국외 보도에서 다양한 테러 상황을 접할 수 있었다. 화학물질의 특성상 테러 유발자 또는 집단에서 테러물질로 삼아, 일반적인 감지와 대응 능력을 피해서 주요 요인과 대중을 향해 사용 시도를 할 가능성이 높다는 점을 고려하면 이는 중대한 국가적 재난이자 사회적 혼란으로 나타날 수 있다.

우리 정부에서도 2001년 11월 테러 대비 정부 종합대책을 마련하는 한편 테러대책기구와 대응 조직을 갖춰, 대통령 훈령 제309호 '국가대테러활동지침'에 의거해 관계기관의 협조하에 대테러업무를 수행하고 있다. 그러나 대테러기구 및 조직이 편성되고 그 기능과 역할을 수행할 근거가 마련되어 있다 하더라도, 실제 테러가 발생하게 되면 사건 발생 일대에 큰 혼란이 초래되고, 초동 대응 시점에는 거의 마비 상태에 이르게 된다. 1995년 일본 도쿄 지하철역 사린가스 살포사건과 같은 예에서도 피해자 수는 의료기관의 환자 수용 범위를 넘어서게 되었고, 초동 대응 단계에서 적절한 대응이 있었다면 구할 수 있었을 인명의 피해가 증가했다.

화학물질안전원은 화학테러에 대한 보다 구체적이고 실제적인 대책 마련의 필요성을 인지하고 '화학테러 피해 규명을 위한 건강영향조사 방안 마련 연구'를 2018년에 시작했다. 이러한 연구사업을 진행하던 중 과거 화학사고에서 의료기관의 초동 대응이 아직 미흡한 점이 많았고, 이와 관련된 훈련은 거의 수행되지 못했을 뿐만 아니라 의료기관에서 활용할 수 있는 자료도 부족했음을 알았다. 이에 연구팀이 힘을 합해 일본의 테러 경험과 대응에 대한 결과물인 『구급의료기관을 위한 화생방테러 긴급대응 표준매뉴얼』을 번역했다.

이 책은 테러를 비롯한 화학사고 상황과 같은 국가 위기에 직면했을 때 일선 의료기관에서 대응 방법을 보다 쉽게 적용할 수 있도록 구성되어 있고, 구체적이고도 세밀하게 기술되어 있다. 반복된 훈련 과정을 통해 대응 방법을 체득한다면 앞으로 다가올 위기 상황에서도 최선의 방법으로 대응할 수 있을 것으로 판단된다. 이 책의 번역을 위해 노력하신 여러 역자분들께 감사드린다.

2019년 3월

울산대학교병원 직업환경의학과 교수

이지호

지은이 서문

국제적으로 긴장이 높아지는 가운데, '무력 공격 사태 등에서의 국민 보호를 위한 조치에 관한 법률(武力攻擊事態等における國民の保護のための措置に關する法律)'(국민보호법)을 근거로 한 후생노동성의 국민보호계획을 통해 알 수 있듯이, 화생방재해 및 화생방테러에 대한 대응체제를 확립하는 것은 매우 중요한 과제가 되었다. 그러나 현재는 원인 물질마다 서로 다른 의료 체제가 이루어지고 있으며, 실제 화생방테러 발생 시 가장 먼저 선두에 서서 대응해야 하는 구급의료기관의 초동 대응에 곤란과 혼란이 우려된다. 연구반에서는 향후 바람직한 방향성을 위해 N, B, C(핵, 생물, 화학)와 원인 물질별로 서로 다른 대응체제를 폐지하고, 구급의료기관에서 모든 원인물질에 대한 적절한 초기 대처가 가능하도록 체제 정비를 강구해왔다.

연구반에서는 2006년에 후생노동과학성의 '테러에 대한 의료체제의 충실 및 평가에 관한 연구(テロに對する醫療體制の充實及び評價に關する研究)'에서 『의료기관에서의 화생방테러에 대한 표준적 대응(醫療機關にをけるNBCテロ對する標準的對應)』을 정리했다.

이 표준적 대응을 바탕으로, 2007년도에 연구반에서는 의료기관에 대한 연구 수법과 교재를 개발했고, 후생노동성에 의해 일본중독정보센터에 위탁되어 '화생방테러 대책 세미나(NBCテロ對策セミナー)'를 실시했다. 이 세미나를 통해 현장 레벨에서의 구체적인 대응을 효과적이고 효율적으로 실시할 수 있는 절차를 일반 구급의료기관에서 사용할 수 있도록 초동 매뉴얼을 책정했다. 또한 본 매뉴얼에 따라 대응하기 위해서 정비해야 할 '표준 기자재 리스트'를 정리해 첨부했다. 각 재해거점병원 및 구급의료기관에서는 화생방테러에 적절히 대응하기 위해서 필요한 여러 기자재 및 원내 체제를 정비하고, 매뉴얼을 근거로 훈련을 실시해 주었으면 한다.

본 매뉴얼이 각 의료기관에서 테러 대응체제 정비에 널리 활용된다면, '돌발, 테러 발생!'과 같은 상황에서도 적절한 수용 대응 및 진단이 이루어져서 피해자 및 병원 직원의 인적 피해를 최소한으로 막을 수 있을 것으로 기대한다.

후생노동과학연구사업 '건강위기관리의 효과적인 의료체제의 방향에 관한 연구' 주임연구자
도쿄의과치과대학 대학원 의치종합연구과 응급재해의학
오토모 야스히로

차례

!

본 매뉴얼은 각 시설에 이미 책정되어 있는 '원내 재해 대응 매뉴얼'과 보완해 운용하는 것을 전제로 작성했다. 따라서 지진 및 대규모 사고 등 통상 재해 발생 시에 실시되는 원내 대응을 기본으로 하고, 본 매뉴얼에서는 화생방테러 발생 시의 대응 상황에 대해 부가적으로 실시해야 할 사항을 해설한다.

화생방테러 의료대응의 중요 개념

1. DDABCDE

화생방테러에 대한 의료대응은 ABCDE(airway, breathing, circulation, dysfunction of CNS, exposure and environmental control)의 절차에 따라 구명소생 처치를 시행하는 선형 알고리즘이 기본이지만, CBRNE[chemical(화학), biological(생물), radiological(방사선), nuclear(핵), explosive(폭발)] 테러 및 재해라는 특유의 개념으로서 A의 앞에 DD가 붙어 있다. 이 두 개의 D는 ① 약물(drug), ② 오염 제거와 개인보호장구 착용 및 대피(decontamination and evacuation with PPE)를 일컫는다.

① 약물: 해독제 및 길항제가 있을 경우 우선적으로 약제를 투여하는 것이 중요하다. 또한 신경작용제제 노출 시, 분비항진이나 기도 연축 등으로 인해서 기도 확보를 위한 기관 삽관 및 인공호흡이 곤란한 경우도 있다. 이러한 경우에는 황산아트로핀을 조기 투여함으로써 기도(A)의 확보가 가능해진다.

② 오염 제거와 개인보호장구 착용 및 대피: 안전 확보를 위해서 방호복을 입고, 환자의 제염을 우선함으로써 의료인의 접촉을 최소화할 수 있다.

2. 위험지역, 경계지역, 안전지역

- 위험지역(hot zone): 환경에 위험한 물질이 존재하는 구역, 재해 대응자가 위험물질에 직접 접촉할 가능성이 있는 구역.
- 경계지역(warm zone): 환경에 위험물질은 존재하지 않지만 위험물질에 오염된 사람이 있는 구역 또는 위험물질에 오염된 구역, 위험물질의 노출 위험성은 적지만 2차 재해의 가능성이 있는 구역. 제염 구역도 여기에 포함된다.
- 안전지역(cold zone): 위험물질 노출의 위험성이 없는 구역.

병원에서의 지역 구분은 재해 발생 현장과는 다르며, 기본적으로 위험지역은 존재하지 않는다. 제염이 종료된 환자를 다루는 구역을 안전지역이라고 하며, 그 이전의 모든 구역을 경계지역이라고 한다.

제1장

의료기관에서의 화생방테러 및 화생방재해 대응의 전체적인 흐름

의료기관에서의 화생방테러 및 화생방재해 대응의 전체적인 흐름을 그림 1에 나타냈다. 이 그림에 따라서 본 매뉴얼의 전체 흐름을 설명한다.

그림 1 화생방테러 및 화생방재해에 대한 의료기관의 대응

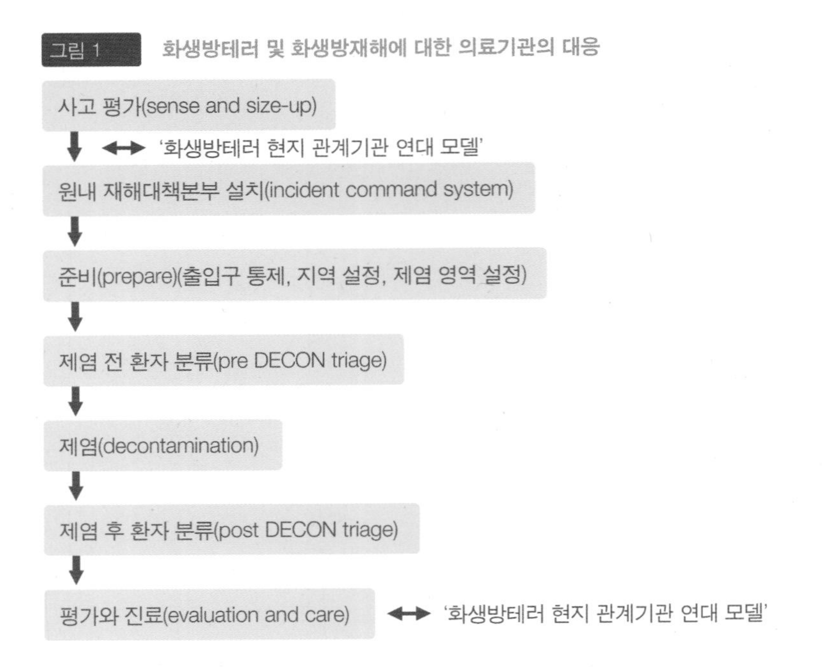

※ 본 매뉴얼은 화생방테러 및 화생방재해의 피해자 수가 수십 명 규모일 때의 대응에 대해서 기술한다. 추정 피해자의 규모와 그 대응에 대해서는 제2장에서 설명한다.

1 사고 평가(의심)와 준비

다음과 같은 경우, 화생방테러 및 화생방재해를 의심하고 원내 대응을 준비한다.

- **동일 장소, 동일 시기에 다수의 환자** 발생
- 테러 예고
- 원인 불명의 쇼크, 의식장애, 신경증상, 구토, 설사, 피부증상 등의 발생
- 폭발사고 및 폭발사건[화생방제제(화학작용제, 생물작용제, 방사능 물질 등)의 병행도 염두에 둔다.]
- 원자력 관련 시설 내의 사고 등

* 생물작용제는 살포 직후에는 증상이 없어서 인지하지 못하는 경우가 많다. 다양한 형태로 발병된 후에 판명되는 경우도 많다.

2 화생방테러 의심 시 및 화생방테러 발생 정보 획득 시 행동

① 스태프 소집
② 원내 책임자(원장 등 시설 운영·관리 책임자)에게 보고
③ 원내 관련 부서에 정보 제공

④ 지휘명령 계통 확인

⑤ 환자 수용 준비

3 원내 재해대책본부 설치

각 책임자를 지정하고, 각 부서별로 역할을 분담한다.

① 현장 책임자(환자 수용에 관한 전체 총괄자)

② 출입구 통제 책임자

③ 제염 전 환자 분류 책임자

④ 제염 책임자

⑤ 제염 후 환자 분류 책임자

⑥ 이송 책임자(개인보호장구 장착 유무)

⑦ 진료 책임자

⑧ 환자 정보 집계

4 환자 수용 준비

① 개인보호장구 장착 지시

② 지역 설정(출입구 통제, 동선, 영역)

③ 제염설비, 제염 대응 물품(오염의류 보관용 비닐, 귀중품 관리 등)

④ 환자의 이동 동선 확인

⑤ 탈의실 확보

⑥ 해독제제 및 길항제제 준비

⑦ 시체 안치소 확보

5 제염 전 환자 분류

① 제염의 우선순위 및 방법의 판단: 경상자(보행 환자)와 중등도 및 중상자(비보행 환자)를 분리

② 육안적 노출이 있고 폭발테러가 의심되는 경우, 방사선 측정을 처음 몇 명에 대해 적절히 수행

③ 신경작용제 노출 여부 판단(동공 축소, 분비항진, 섬유속연축), 길항제 투여(황산아트로핀)

6 제염

1_제염 방법

① 건식제염(탈의)

② 습식제염(탈의, 샤워)

③ 닦아내는 제염

2_제염 중의 긴급처치

① 기도 확보(기관지 삽관 등)

② 경련 시에는 디아제팜(2-PAM) 10mg을 근육주사

③ 신경작용제 노출 의심 시에는 황산아트로핀 1~2mg을 근육주사

7 제염 후 환자 분류

- 환자의 제염 후 치료의 우선순위를 판단한다.
- 치명적인 외상환자가 아닌 이상은 소생 가능성이 있기 때문에 함부로 '흑색'(사망했거나 생존 가능성이 없는 환자)으로 판단하지 않는다.

8 평가와 진료

1_일차평가(primary survey)

- 목적: 생리학적 위기를 탐지해 소생한다(바이탈사인의 안정화).
- 절차: 화생방재해의 특수성에서 DDABCDE의 순서로 생리학적 안정을 목표로 한다. 이때는 **약물(drug)의 D**가 중요하고, 길항제가 존재하는 시안(CN)과 신경작용제(N)의 선택을 특별히 의식해, 재빨리 PSPS 중 동공축소(P)와 콧물이나 침 등의 분비항진(S), 섬유속연축(S)의 유무를 확인하고 처리한다.

※ 외상에 따른 노출로는 방사성 물질이 혼입된 폭탄의 사용(dirty bomb)이 예상된다. 가능하면 방사능 체크(만능은 아님)를 시행한다.

2_이차평가(secondary survey)

- 목적: 노출 원인 물질을 추정하면서 상세한 신체 관찰 및 처치를 한다.
- 절차: 화생방의 각 원인이 지닌 특성을 염두에 두고, 상세한 재해 발생 상황 파악과 신체 관찰로부터 원인별 대처를 실시한다.

! '화생방테러 현지 관계기관 연대 모델'에 기초를 두고, 소방본부를 통해 현지의 물질간이검지 정보, 일본중독정보센터 또는 방사선의학종합연구소의 정보를 종합해 평가와 진료를 한다. 현장에서의 물질간이검지 결과와 신체 소견이 일치하는가를 항상 생각하고, 상호 연락 및 현장과의 피드백을 한다.

제2장

사전계획

1 대응해야 할 화생방테러 및 화생방재해를 사전에 추정하고, 사전계획을 수립한다

1. 대응 규모(레벨)를 설정한다(표 1).
2. 재해의 종류를 추정한다.
3. 재해 시의 위험인자를 추정한다.
4. 환자의 병원 진입 경로를 추정한다.
5. 환자 수를 추정한다.
6. 협력이 가능한 주변의 유관 기관을 확인해둔다.

표 1 대응 레벨

① 레벨 1: 통상 구급 대응 규모(소수 규모)
② 레벨 2: 수십 명 규모
③ 레벨 3: 수백 명 규모, 발생 장소

※ 본 매뉴얼은 레벨 2 규모의 화생방테러 및 화생방재해에 관한 구급의료기관에서의 대응에 대해 기술한다. 의료기관의 제염 능력을 훨씬 초과하는 피해자 수(레벨 3)에 대한 사전계획에서는 인근 공공 체육관 및 수영장을 이용한 습식제염 등의 대체 수단이 예상된다.

2 대책본부에 대한 사전계획을 수립한다

1. 화생방테러의 대응을 예상하고 대책본부를 세우는 기준(22쪽 표 2 참조)을 작성한다.
2. 대책본부의 요원을 사전에 정해둔다(24쪽 '5. 지휘명령 계통 확인' 참조). 구성원에 관해서는 원내 재해 대응 매뉴얼에 따른다.
3. 원내 각 부서의 대응 사전계획을 수립한다.
   1) 진료부서
   2) 간호부서
   3) 임상검사부서
   4) 방사선부서
   5) 약제부서
   6) 사무부서

3 안전 확보 대책에 대한 사전계획을 수립한다

1. 직원의 안전 확보
   1) 개인보호장구를 준비한다.
      ① 필요한 수량을 산출해 준비해둔다.
      ② 보호 레벨: 레벨 C* 이상
   2) 방사선 측정기를 준비한다.
      ① 표면 오염 측정기(서베이미터)
      ② 선량율 측정기(공간선량계)

③ 개인 경보선량계(알람형 포켓선량계)

2. 치료현장의 안전 확보

1) 환자의 동선을 사전에 결정해둔다.

① 오염자(제염 완료 전의 환자)와 비오염자(일반 환자, 직원, 제염 완료 후의 환자)의 동선이 교차되지 않도록 환자의 동선을 결정한다.

② 환자의 동선은 보행이 가능한 건식제염 환자, 보행이 가능한 습식제염 환자, 누워 있는 건식제염 환자, 누워 있는 습식제염 환자 등 각각에 대해 사전에 결정해둔다.

i) 환자의 동선은 일반적으로 진입구, 구급차 및 차량의 하차 및 정차 영역, 제염 전 환자 분류 영역, 제염 영역, 제염 후 환자 분류 영역, 원내 치료실 순으로 설정한다.

ii) 보행이 가능한 건식제염 환자 및 누워 있는 건식제염 환자의 제염구역 내 동선은 탈의실만 경유하게 한다.

iii) 보행이 가능한 습식제염 환자 및 누워 있는 습식제염 환자의 제염구역 내의 동선은 탈의실, 필요에 따라서는 순서 대기 장소, 습식제염 장소, 수분 제거 및 착의 장소로 한다.

iv) 보행이 가능한 건식제염 환자의 탈의실과 보행이 가능한 습식제염 환자의 탈의실을 같은 장소로 두는 동선 설정도 가능하다.

v) 마찬가지로 누워 있는 건식제염 환자의 탈의실과 누워 있는 습식제염 환자의 탈의실을 같은 장소로 두는 동선 설정도 가능하다.

vi) 또한 누워 있는 습식제염 환자의 탈의실과 습식제염 장소를 동일하게 두는 것도 가능하다.

③ 보행이 가능한 건식제염 환자의 탈의실, 보행이 가능한 습식제염 환자의 탈의실, 습식제염 장소는 사생활 보호를 위해 남녀 공간을 구별할 필요가 있다.

i) 이용 지역이 좁은 등, 공간상 남녀 구별이 힘들 경우에는 탈의실과 습식제염 장소의 입구에 남녀를 나타내는 표식을 붙이거나, 시차를 두어 남녀 구별을 하되 남녀 모두 같은 동선으로 설정할 수 있다.

2) 지역 설정을 사전에 결정해둔다.

① 진입구 설정

i) 보행 가능 환자, 환자를 태운 차량, 구급차가 병원 지역 내로 통하는 진입구를 사전에 결정해둔다.

ⓐ 보행 가능 환자, 환자를 태운 차량, 구급차의 병원 지역 내의 진입구는 가능한 한 적게(한 군데) 하는 것이 좋다.

ii) 진입구에서 제염 전 환자 분류 영역까지 거리가 멀면 안내를 위한 요원이 많이 필요할 수 있다.

② 환자를 태운 구급차 및 차량의 정차 위치 영역 설정

---

* 레벨 A: 유해물질이 불분명하고 증기, 가스, 액체, 세균 등 모든 형태의 생화학 물질로부터 호흡기계, 피부, 안구, 점막의 보호를 최우선으로 하는 최고도의 위험성

레벨 B: 유해물질의 성상과 오염 농도 등이 확인되고, 호흡기계에 대해서는 레벨 A와 같은 수준의 보호가 필요하지만, 피부에 대해서는 레벨 A보다 한 단계 낮은 정도의 위험성

레벨 C: 유해물질의 성상과 오염 농도 등이 확인되고, 호흡기계에 대해서는 레벨 B보다는 한 단계 낮은 보호로도 좋으며, 피부에 대해서는 레벨 B와 같은 수준의 보호가 필요한 정도의 위험성

레벨 D: 대기 중에 유해물질이 없고, 유해 화학물질과의 접촉이나 예측 불가능한 화학물질에 의한 인체의 위험성이 배제되어 있으며, 호흡기계의 보호는 필요 없고, 최소한의 피부 보호가 필요한 정도의 위험성

i) 구급차 및 차량이 정차해 환자를 하차시키는 위치에서 제염 전 환자 분류 영역까지의 거리가 멀면 안내를 위한 요원이 많이 필요할 가능성이 있다.

③ 제염 전 환자 분류 영역 설정

i) 제염 전 환자 분류 영역에서 제염 영역까지의 거리가 멀면 길 안내를 위한 요원이 많아질 가능성이 있다.

④ 제염 영역 설정

I) 보행이 가능한 건식제염 영역 설정

ⓐ 탈의실 설정

ii) 보행이 가능한 습식제염 영역 설정

ⓐ 탈의실 설정

ⓑ 필요에 따라 순서 대기 장소 설정

ⓒ 습식제염 장소 설정

- 공급전원 확보
- 공급수원 확보

ⓓ 수분 제거 및 착의 장소 설정

iii) 누워서 하는 건식제염 영역 설정

ⓐ 탈의실 설정

iv) 누워서 하는 습식제염 영역 설정

ⓐ 탈의실 설정

ⓑ 습식제염 장소 설정

- 전원 확보
- 수원 확보

ⓒ 수분 제거 및 착의 장소 설정

⑤ 경계지역과 안전지역의 경계선은 사전에 결정해둔다.

⑥ 제염 전 환자 분류 영역 설정

3) 병원 폐쇄를 위한 병원 출입구의 관리 체계를 사전에 결정해둔다.

① 요원을 배치하고 사람 출입을 관리하는 출입구를 사전에 결정해 명확하게 한다.

② 잠금장치로 폐쇄하는 출입구는 사전에 결정해 명확하게 한다(그림 2).

그림 2-a 오사카부립 급성기·종합의료센터 화생방테러 대응 계획(구역 설정, 환자 동선)

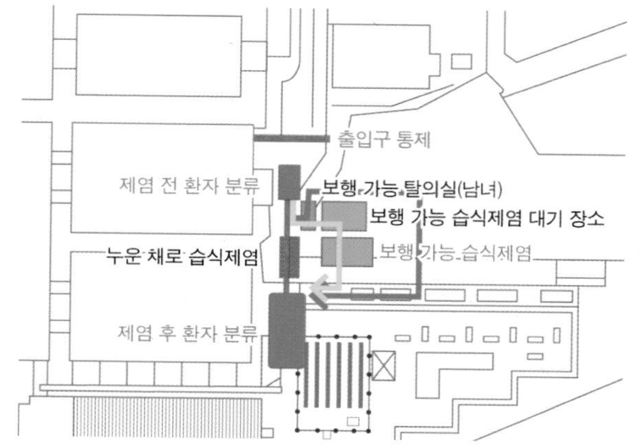

그림 2-b 오사카부립 급성기·종합의료센터 화생방테러 대응 계획(조감도)

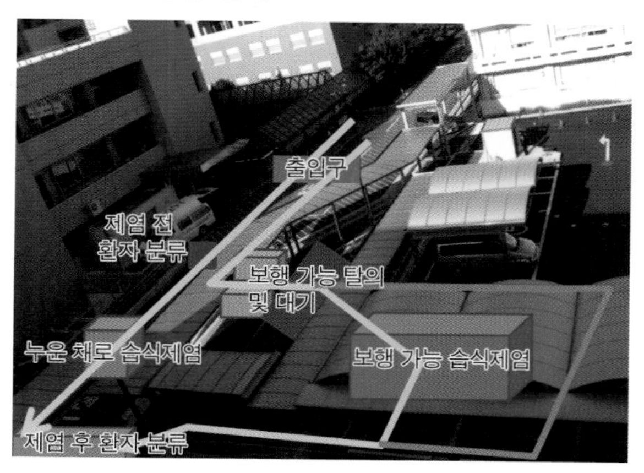

4 연락과 협력

1. 화생방테러 대응에 따른 요원의 소집과 역할 분담을 사전에 결정해둔다.
   1) 진입구
      ① 환자 수용 조율을 위한 사무직원 및 경비직원
         i) 2명 정도, 보호구를 착용한다.
   2) 제염 전 환자 분류 영역
      ① 방사선 검지 및 공간선량 측정을 위한 방사선기사(의사)
      ② 제염 전 환자 분류 시행을 위한 의사 및 간호사
   3) 제염 영역
      ① 제염 영역 시행을 위한 의사, 간호사, 사무직원
         i) 보행이 가능한 건식제염 영역
            ⓐ 탈의실
         ii) 보행이 가능한 습식제염 영역
            ⓐ 탈의실
            ⓑ 습식제염 장소
            ⓒ 수분 제거 및 착의 장소
         iii) 누워 있는 환자에 대한 건식제염 영역
            ⓐ 탈의실
         iv) 누워 있는 환자에 대한 습식제염 영역
            ⓐ 탈의실
            ⓑ 습식제염 장소
            ⓒ 수분 제거 및 착의 장소
   4) 제염 후 환자 분류 영역

① 제염 후 환자 분류 시행을 위한 의사, 간호사, 사무직원

5) 경계지역에서의 누운 환자의 들것 운송을 위한 직원

6) 병원 폐쇄를 위한 사무직원 및 경비직원

① 출입을 관리하는 사람은 출입구마다 1~2명이 필요하고, 개인보호장구 착용은 불필요하다.

② 잠금장치에 의해 폐쇄되는 출입구를 봉쇄하는 인원

2. '화생방테러 현지 관계기관 연대 모델'에서의 관계기관 연락처를 사전에 확인해둔다.

1) 소방본부

2) 경찰

3) 해안경찰청

4) 관할 보건소

5) 일본중독정보센터[중독110번: 오사카(072-726-9923, 24시간 대응), 쓰쿠바(029-851-9999, 9~21시 대응)]

[옮긴이] 한국의 관계기관 연락처: 화학물질안전원(042-605-7000)

6) 국립감염연구소(대표: 03-5285-1111)

[옮긴이] 한국의 관계기관 연락처: 국립보건연구원 질병관리본부 콜센터(1339)

7) 방사선의학종합연구소(방사선 피폭 의료 전화번호: 043-206-3189)

[옮긴이] 한국의 관계기관 연락처: 원자력안전위원회 국가방사선비상진료센터 생활방사선안전과(02-379-7278, 7332)

5 사전계획을 평가해둔다

1. 장비와 도구의 정기점검

2. 훈련 시행

제3장

화생방테러 및 화생방재해 발생 후의 준비

[목적]

화생방테러 및 화생방재해 발생 시, 신속하게 병원 수용 태세를 구축한다.

1 화생방테러 및 화생방재해가 의심되는 상황은?

표 2 화생방테러 및 화생방재해가 의심되는 경우

- **동일 장소, 동일 시기에 다수의 환자** 발생
- 동물, 새, 물고기의 갑작스러운 죽음 또는 식물의 변화
- 테러 예고
- 원인 불명의 쇼크, 의식장애, 신경증상, 구토, 설사, 피부증상의 발생
- 폭발사고 및 폭발사건(화생방제의 병용도 염두에 둘 것)
- 원자력 관련 시설 내의 사고 등

→ 정보 수집(METHANE)*과 준비(CSCATTT)**

[주의] 생물작용제(B)는 살포 직후에는 증상이 없어서 인지하지 못하는 경우가 많고, 다양한 형태로 발병된 후 판명되는 경우도 많다.

* METHANE: 정보 수집 및 전달 시 요구되는 기본 항목이다.
M: my call sign/major incident(대규모 사고 발생 선언)
E: exact place(장소)
T: type of incident(어떤 사고 재해인가?)
H: hazard(위험물은 무엇인가?)
A: access(도달 방법)
N: number(환자 수)
E: emergency response(경찰 및 소방의 활동 상황)

** CSCATTT: 재해 발생 시의 기본적인 현장 대응 체계이다.
C: command and Control(지휘명령, 통제·조정)
S: safty(안전)
C: communication(정보 전달)
A: assessment(평가)
T: triage(환자 분류)
T: treatment(치료)
T: transport(이송)

2 화생방테러 의심 시 및 화생방테러 발생 정보 입수 시 행동

※ [ ] 안은 실시자를 나타낸다.

1. 레벨(규모) 추정(16쪽의 표 1 참조)
2. 레벨별로 스태프 소집[현장 지휘자(구급부서 책임자)](표 3)
3. 원내 책임자(원장 등 시설 운영·관리 책임자)에게 보고[현장 지휘자(구급부서 책임자)]
   ① 필요에 따라(레벨 2 이상이 예상되는 경우) 원내 재해대책본부 설치(각 시설의 원내 재해 대응 매뉴얼에 규정된 본부)를 요청한다.
   ② 재해 규모에 따라, 외래, 수술, 검사 등 통상 업무의 지속 여부를 검토한다.
4. 원내 관련 부서에 정보 제공[재해대책본부 또는 현장 지휘자(구급부서 책임자)]
   ① 진료부서: 검진부장 등 책임자와 의사 확보에 대해 상의하고, 필요에 따라 각 진료과의 협조를 구한다.
   ② 간호부서: 간호사의 확보를 간호부장 등 책임자와 상의해 필요에 따라 각 부서에서 소집하고, 비번자의 소집을 검토한다. 진료부서와 협의해 공상을 확보한다.

③ 임상검사부서: 다수의 환자 검체 검사 실시 가능성을 통지하고 준비를 지시한다. 처방 방법, 검체 이송 방법, 결과 통지 방법을 확인한다(원내 재해 대응 매뉴얼에 사전계획을 수립해두는 것이 바람직하다).

④ 방사선부서: 방사선 측정기(표면 오염 측정기, 선량율 측정기 등) 준비 지시, 다수의 환자에 대한 X선 촬영의 가능성을 통지하고 준비를 지시한다. 오더 방법, 검체 이송 방법, 결과 통지 방법을 확인한다(원내 재해 대응 매뉴얼에 사전계획을 수립해두는 것이 바람직하다).

⑤ 약제부서: 준비하는 약제의 양은 피해자 수에 따라 변하므로, 1인당 사용 약제의 기준을 표 4에 나타냈다.

표 3 레벨 2의 기준 예시

	인원
의사	12명
간호사	10여 명
방사선기사	5명(방사선 검사 시)
임상검사기사	5명
약제사	5명
사무직(기타)	33명(여성 3명)

* 원내 긴급 소집 방송코드 이용을 고려한다.

표 4 1인당 사용 약제의 기준

수액: 중탄산염을 첨가한 등장액 500ml×5병(외상성 쇼크의 경우에는 2000ml를 초기 수액으로 사용)
경련 대응: 디아제팜(10mg) 3A(1회당 10mg 근육주사), 또는 미다졸람(10mg) 3A(약제당 최대 사용량 고려)

신경작용제(N)
- 황산아트로핀(0.5mg=1A) 25~80A(1시간 사용량)(1~2mg/회를 3~5분마다 반복)
- PAM(500mg=1A) 12g/일(첫 회 1g 사용, 그 후 500mg/시)

* 도쿄 지하철 사린 사건 당시 640명의 피해자를 수용한 성누가병원에서는 황산아트로핀 2800A, PAM 700A를 사용한 기록이 있다.

시안(CN) 화합물
① 히드록소코발라민 1키트(상품으로 파는 것에는 1키트에 히드록소코발라민 5g, 주사용 증류수 100ml, 정맥주사기가 들어 있음. 고가이므로 다량의 준비는 곤란함)
② 아질산아밀(0.25ml=1A) 3A(5분마다 5~6회까지 사용 가능)
③ 3% 아질산나트륨(원내 조제 10ml=1A) 1A(10ml를 5분 이상 저어서 정맥주사)
④ 치오황산나트륨 10% 제제 7A(10% 제제로 2g=1A를 6.25A 상당)(12.5g을 20분 이상 저어서 정맥주사)

수포작용제: 디메르카프롤(BAL) 400~1200mg(2~4mg/kg을 4~12시간마다 정맥주사)
방사선 피폭 시 킬레이트제(체내 섭취 물질을 체외로 배출하는 약제): 원인 핵종에 따라 다름.
① 방사성 요오드: 요오드화칼륨 50mg정 3~6정
② 우라늄: 탄산수소나트륨 250ml
③ 방사성 스트론튬: 수산화알루미늄겔 100ml

⑥ 사무부서: 다수의 환자 수용에 관한 체제의 준비를 지시한다.
- i) 환자 분류 태그 준비
- ii) 제염설비 준비[자세한 것은 제6장 '2. 준비용품'(48쪽) 참조]
- iii) 관계기관 연락처 확인(표 5와 같이 일람표를 사전에 완성해두는 것이 좋다)
- iv) 언론 대응 준비(대응자, 공표 내용)
- v) 기록

표 5 관계기관 연락처 확인

- 관할 소방본부 (   )
- 관할 경찰 (   )
- 해안경찰청 (   )
- 관할 보건소 (   )
- 화학물질안전원(042-605-7000)
- 국립보건연구원 질병관리본부 콜센터(1399)
- 원자력안전위원회 국가방사선비상진료센터 생활방사선안전과(02-379-7278, 7332)

그림 3 조직도

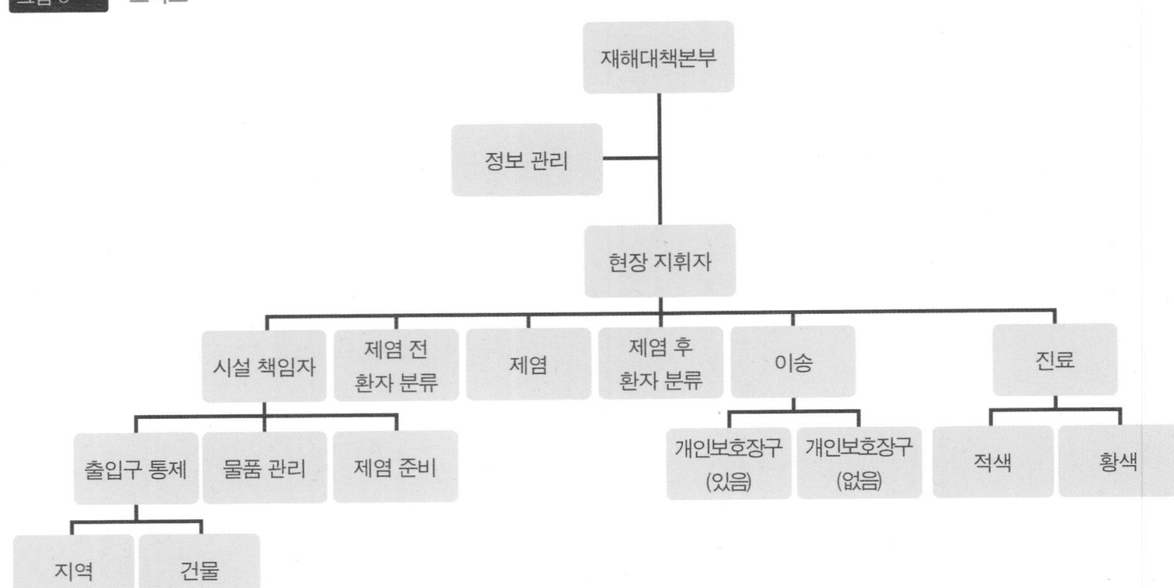

5. 지휘명령 계통 확인

i) 각 책임자 지정 및 부서별 역할 분담을 한다. 그림 3에 조직도 예시를 나타냈다.

① 현장 지휘자(환자 수용에 관한 전체 총괄자) 이하는 아래에 쓰여 있는 분담을 책임진다.

② 시설 책임자: 출입구 통제(지역, 건물), 물품 관리, 제염설비 준비 등

③ 제염 전 환자 분류 책임자

④ 제염 책임자

⑤ 제염 후 환자 분류 책임자

⑥ 이송 책임자(개인보호장구 착용 유·무 확인)

⑦ 진료 책임자

⑧ 정보 관리 책임자(환자 정보 집계)

ii) 사전에 각 역할별 행동 카드를 제작하고, 사태 발생 시 각 책임자의 지명과 동시에 카드를 배부하는 방법도 생각할 수 있다.

6. 환자 수용 준비(현장 책임자가 지시)

① 개인보호장구 착용 지시

② 지역 설정[출입구 통제(28쪽 참조), 동선, 영역]

③ 제염설비, 제염 대응 물품(오염의류 보관용 비닐, 귀중품 관리 등)

④ 환자 이동 동선 확인

⑤ 탈의실 확보

⑥ 해독제와 길항제 준비

⑦ 시체 안치소 확보

'화생방테러 현지 관계기관 연대 모델'(그림 4)에 의거해, 표 6의 정보를 수집하고 유관 기관과 공유한다.

그림 4 화학테러 발생 시의 구조 및 구급 이송, 구급의료 체계

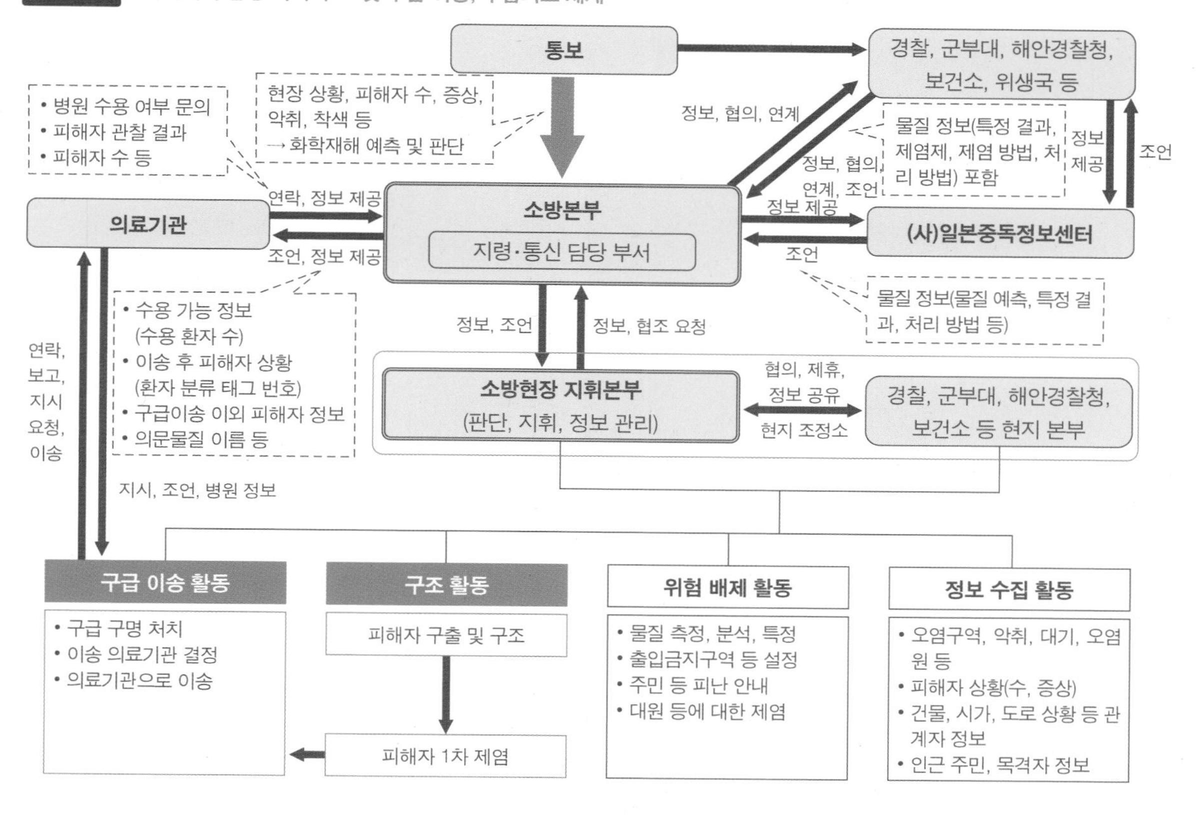

표 6 유관 기관과의 공유 정보

- 수용 환자 수, 성명, 증상, 원인 물질
- 추정 물질 결과(현지 및 중독정보센터)를 임상 정보와 비교
- 정보 및 결과를 수취할 뿐만 아니라, 현지 본부와 중독정보센터에도 피드백을 한다.
- 의료기관 담당자와의 정보 교환도 필요

* 각 의사, 기관으로부터의 문의로 인한 회선 전환에 주의한다.

3 안전 확보(3S: safety, security, safe guard)

병원의 오염 회피가 무엇보다 중요하다! 지역 설정, 개인보호장구 착용 등의 대응이 필수이다.

① 개인보호장구 착용(경계지역에서는 레벨 C 이상의 개인보호장구가 기본)(그림 5): 현장 책임자는 출입구 통제, 제염 전 환자 분류, 제염 담당자 그리고 이송 담당자에게 개인보호장구 착용을 지시한다. 특히 출입구 통제 담당자는 반드시 입어야 한다.

② 출입구 통제와 영역 설정: 사전에 계획되어 있는 영역을 설정한다.

③ 여유가 있으면 환자용 간이 호흡 보호구의 사용을 고려한다.

④ 제염설비를 준비한다[상세는 제6장의 '2. 준비용품'(48쪽) 참조].

⑤ 방사선 측정기를 준비한다.

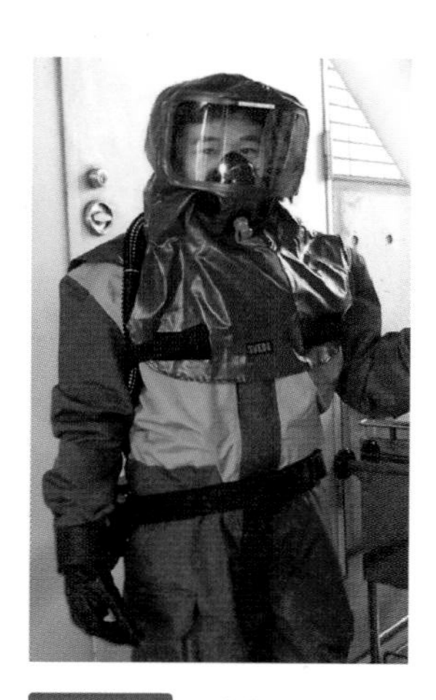

그림 5 레벨 C 보호장구

제4장

수용 준비

I 출입구 통제

[목적과 포인트]

- 출입구 통제(gate control)는 병원의 의료 기능을 유지하기 위해서 병원을 오염으로부터 지키는 중요한 활동이다.
- 출입구 통제는 병원 지역의 출입구 통제와 병원 건물의 출입구 통제가 있다.
- 도쿄 지하철 사린 사건에서 밝혀진 것과 같이, 대부분의 환자는 스스로 도보나 택시로 내원하기 때문에 빠른 시간 내에 출입구를 통제하는 것이 중요하다.
- 화생방테러 및 화생방재해의 오염자(환자)와 비오염자(통상 환자와 직원 등)가 섞이지 않도록 분류해 대응하는 것이 중요하다.
- 오염 가능성이 있는 환자는 정해진 장소에 안내 및 대기시키고, 원내에 들어오기 전에 반드시 제염을 실시하는 것이 중요하다.

1 출입구 통제의 구체적인 방법

1_준비

a_인원(표 7)

- 병원 지역 내의 출입구 통제는 주로 사무원 및 경비원이 실시한다(이하 지역 출입구 통제 요원이라 한다). 지역 출입구 통제 요원은 출입구별로 2명이 관리하며, 개인보호장구를 착용할 필요가 있다.
- 병원 건물 내의 출입구 통제는 원내의 사무원 및 경비원이 실시한다(이하 건물 출입구 통제 요원이라 한다). 건물 출입구 통제 요원은 출입구별로 1~2명이 관리하며, 개인보호장구를 착용할 필요는 없다.

표 7 출입구 통제 요원

	취급 출입구	개인보호장구 착용 유무
지역 출입구 통제 요원	지역 출입구	필요
건물 출입구 통제 요원	건물 출입구	불필요

b_장비와 도구(지역 출입구 통제 요원용)

① 개인보호장구(레벨 C): 1벌×게이트 수

② 조끼(반사판이 부착된 것은 야간용)(그림 6)

③ 안내봉(그림 7)

④ 삼각콘(그림 8)

⑤ 콘걸이 봉(그림 8)

그림 6 조끼

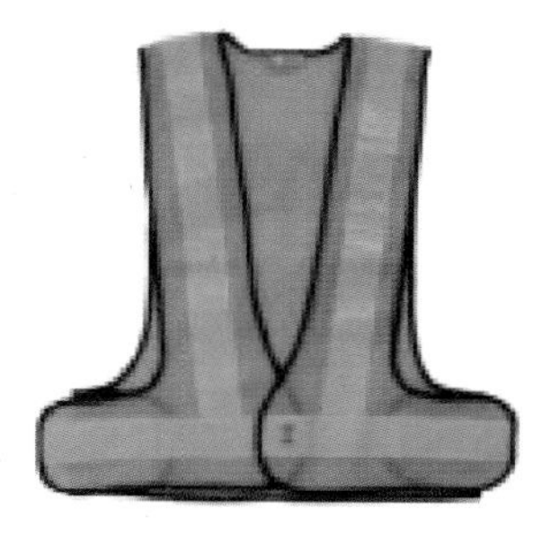

그림 7 안내봉

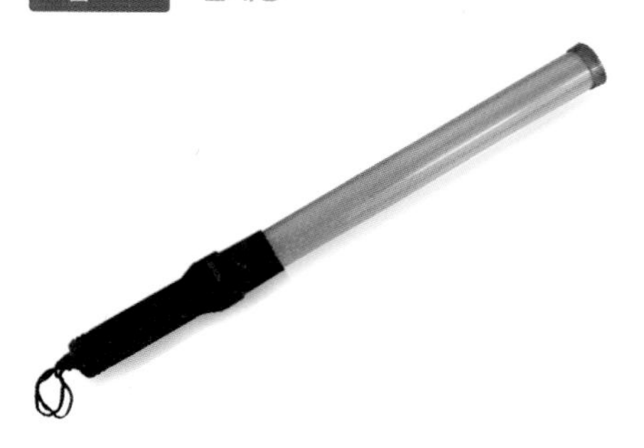

그림 8 삼각콘, 콘걸이 봉

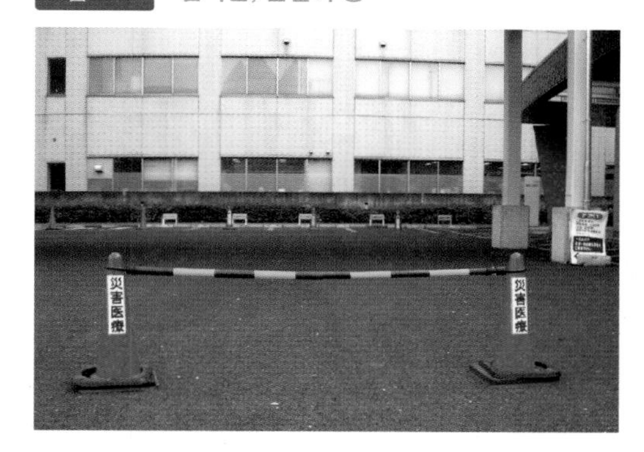

그림 9 안전 표시 테이프

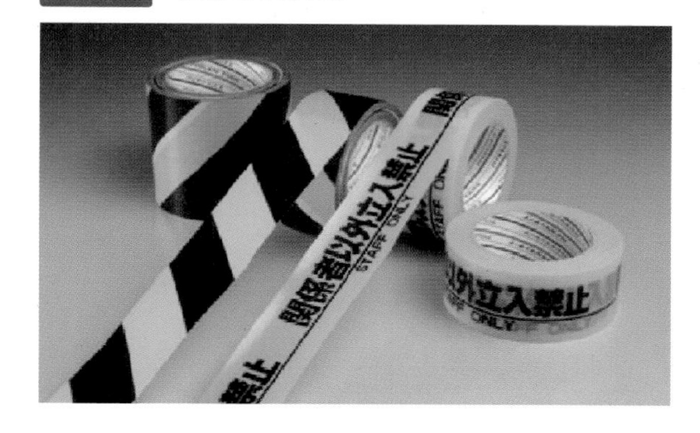

그림 10 게시판과 안내판(부록 참조)

당신은 지금 오염물에 의해
생명이 위험한 상태일 수 있습니다

한시라도 빨리
탈의 및 제염이 필요합니다

직원 및 표시에 따라서 당황하지 말고 행동해주십시오
자세한 내용은 직원에게 문의 바랍니다

① 탈의

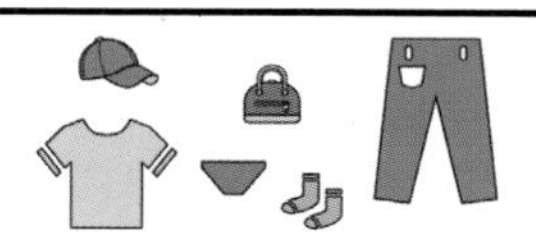

1. 의류를 벗어주세요.
2. 일회용 옷을 입어주세요.
3. 물건과 의복은 비닐봉지에 넣고, 비닐봉지에는 이름을 기재해서 위험물 박스에 넣어주세요. 안전 확보를 위해 일시적으로 보관합니다.
4. 귀중품(지갑, 휴대폰 등)은 비닐봉지에 넣어서 휴대 바랍니다. 안전을 위해 직원의 안내가 있기 전까지는 열지 않도록 합니다.

⑥ 안전 표시 테이프(출입 금지 테이프)(그림 9)

⑦ 정보 전달을 위한 기자재

- 확성기
- 화이트보드
- 지시 표식, 간판, 게시판(그림 10)
- 무전기
- 녹음기

⑧ 조명 설비(야간)

2_장소 설정

1. 화생방테러 및 화생방재해 환자의 동선(입구)(그림 11), 구급차 및 차량의 동선(입구)과 정차 위치를 사전에 결정해둔다.

그림 11 환자 동선 예시

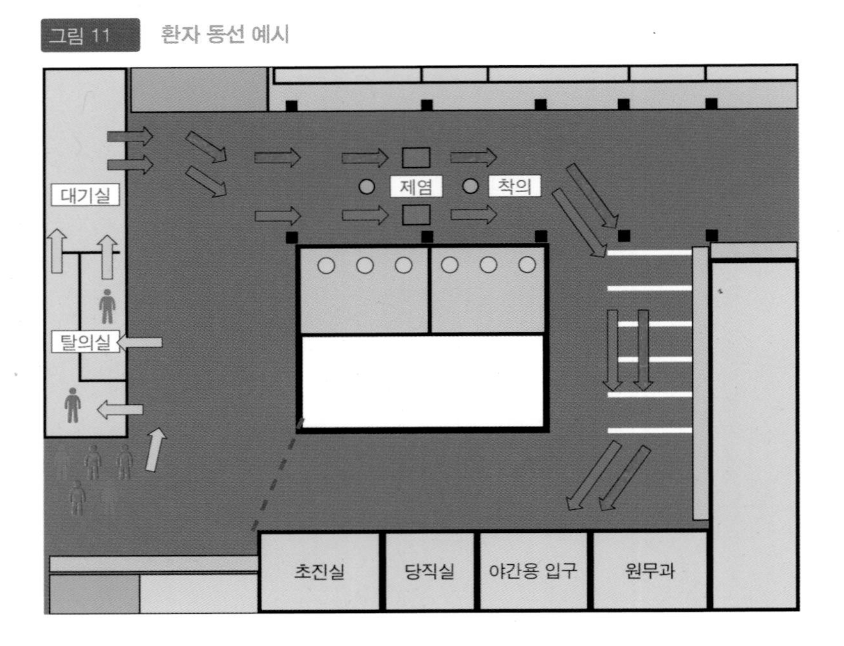

2. 지역 출입구 통제를 해야 할 곳을 명확히 하고, 출입구 통제 요원 배치 계획을 사전에 결정해둔다(그림 12).

그림 12 지역 출입구 통제 예시

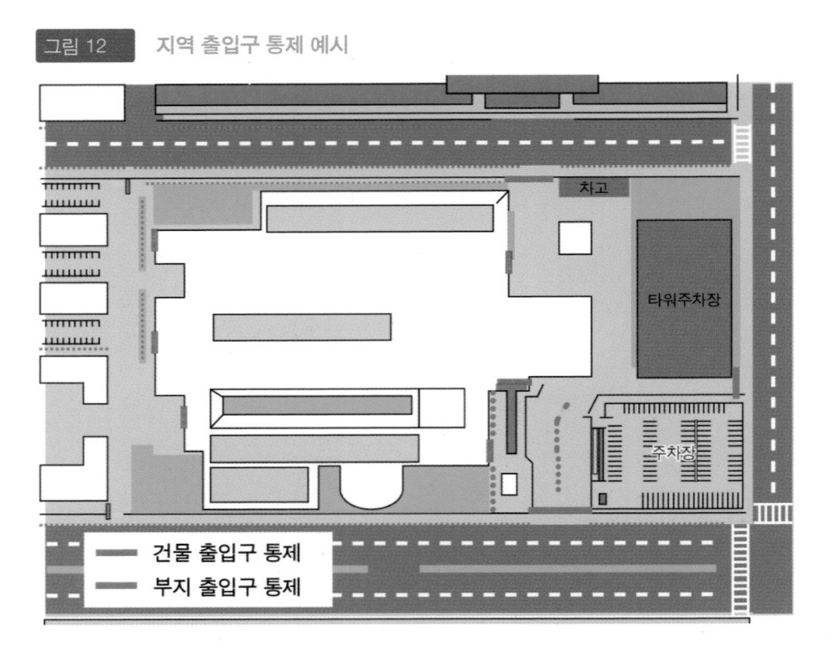

3. 건물 출입구 중 통제해야 할 출입구를 명확히 하고, 각 출입구에 병원 폐쇄 요원의 배치 계획을 사전에 결정해둔다. 배치할 수 없는 장소는 잠가둔다.

3_절차

a_지역 출입구 통제 절차

1. 대책본부의 지시 또는 사전계획에 따라 최우선으로, 시설 책임자는 부하에게 지역 출입구 통제를 지시한다.
2. 지역 출입구 통제 요원은 계획에 따라 적절한 개인보호장구를 착용한다(그림 13).

그림 13 출입구 통제

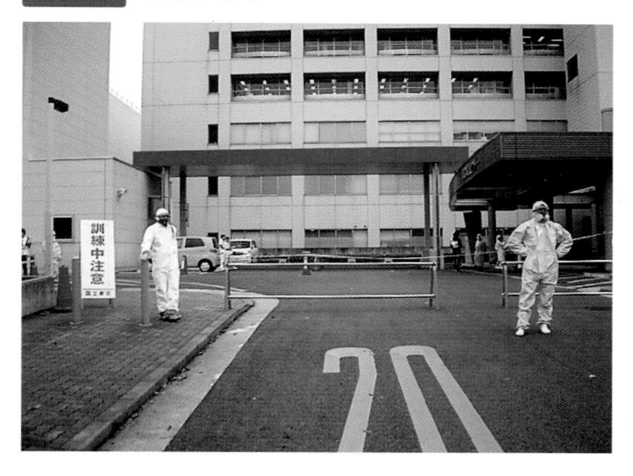

3. 지역 출입구 통제 요원은 계획에 따라 출입구 통제에 필요한 물품을 준비한다.
4. 사전계획에 따라 환자와 차량을 안내한다. 단, 제염시설이 들어서기 전에 환자가 지역 내에 들어오면 운영상 방해가 되는 경우도 있으므로 탈의가 가능한 안전한 장소를 사전에 확보해두는 것이 바람직하다.
5. 담당자에 대한 2차 오염을 방지하기 위해 환자에게는 직접 접촉하지 말고, 시각(게시판, 몸짓 등), 음성(확성기, 녹음기 등)을 이용한 정보 전달 방법을 활용하는 것이 중요하다.
6. 병원 수용 체계가 확립된 후에는 현장 지휘자의 지시에 따라 계획에 의해 환자를 제염 전 환자 분류 영역으로 안내한다.

b_건물 출입구 통제 절차

1. 재해대책본부의 지시 또는 사전계획에 따라, 시설 책임자는 부하에게 병원 건물 출입구 통제를 명령한다.
2. 건물 출입구 통제 요원은 사전계획에 따라 지정된 병원 건물의 출입구를 차단한다. 건물 출입구 통제 요원이 관리할 수 없는 출입구는 안쪽에서 잠금장치를 걸어둔다.
3. 건물 내에 있는 환자 및 가족은 건물 출입구 통제 요원이 관리하는 출구 전용구를 통해서 건물 밖으로 나간다.
4. 건물 출입구 통제 요원은 건물 내에 들어가야 할 환자 및 직원이나 그밖에 테러 및 재해 환자는 아닌지 노출 가능성을 확인하고, 노출 가능성이 있으면 출입을 금지한다.

II 지역 설정

[목적과 포인트]

- 피해 확대 방지를 위해 실시한다. 병원의 오염 회피가 가장 중요하다.
- 오염구역과 비오염구역을 구별하기 위해 지역 설정을 한다.
- 지역 설정(zoning)을 함으로써 오염자(치료 측 포함)가 비오염자와 접촉·교차하는 것을 막는다.
- 다수의 환자 발생 시, 90% 이상의 환자는 스스로 병원에 와서 진료를 받는다. 특히 경상자는 병원의 모든 입구로 들어온다.
- 경계를 확실히 구분하기 위해 테이프 등의 표식을 사용해 명확하게 표시한다.
- 지역 설정에 적합한 개인보호장구가 필요하다(레벨 C 이상의 개인보호장구가 기본).
- 기본적으로 출입구 통제 영역에서 제염 영역까지가 오염구역이 되고, 제염 영역 이후는 병원을 포함해 비오염구역이 된다.
- 지역 설정의 목적을 달성하기 위해서는 구역을 결정하는 것뿐만 아니라, 환자를 안내하는 것도 중요하다.
- 동선은 일방통행이 되도록 한다.
- 피해 현장의 지역 설정은 위험지역, 경계지역, 안전지역의 세 가지로 구분되지만, 병원에서의 지역 설정은 경계지역과 안전지역 두 가지로 구분된다. 병원에서는 기본적으로 위험지역이 존재하지 않는다.
- 재해 현장에서의 지역 설정은 풍향, 대지의 높낮이, 차량의 접근성 등을 감안해 실시되지만, 병원에서의 지역 설정은 건물 배치와 공간의 장소에 의해 제한을 받는다. 그렇지만 재해 현장과는 다르게 평상시에 충분한 계획을 세울 수가 있다.

1 지역 설정 준비(장소 설정, 인원, 기자재)

1_장소 설정

필요한 영역은 제염 전 환자 분류 영역, 제염 영역, 제염 후 환자 분류 영역이다(그림 14).
제염 전 환자 분류 영역과 제염 영역은 경계지역(오염구역)이, 제염 후 환자 분류 영역은 안전지역(비오염구역)이 된다.
제염 전 환자 분류 영역은 출입구에서 이어지고, 제염 후 환자 분류 영역은 병원 건물의 입구로 이어질 필요가 있다. 제염 영역에 관해서는 37쪽을 참조할 것.

2_인원

제염 전 환자 분류 담당자, 제염 담당자, 제염 후 환자 분류 담당자 외에도 환자 안내원이 필요하다(그림 15). 환자 안내원은 환자 수에 따라 변하지만, 환자가 길을 헤매지 않을 정도의 인원이 필요하다. 또한 지역 설정 경계의 구석구석을 살피는 인원도 있으면 좋다. 오염지역 내의 요원은 개인보호장구를 착용한다.

그림 14 지역 설정

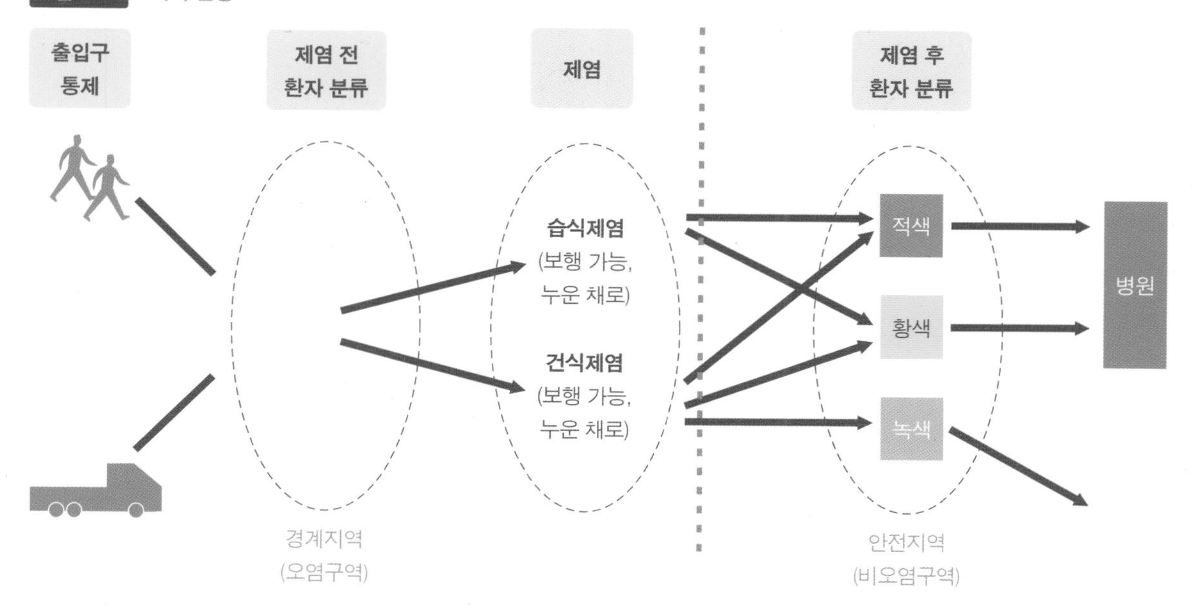

그림 15 환자가 길을 헤매지 않도록 안내원을 배치한다

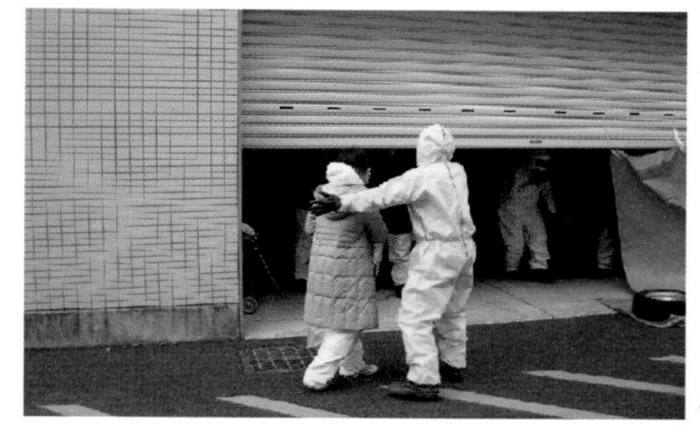

☞ 경증 환자가 마음대로 움직이면 오염이 확대되므로 주의한다.

3_장비와 도구

1. 환자를 안내하기 위한 안내판, 음성 안내(녹음기 등 음성 재생기기)
2. 구역 경계를 구분하는 삼각콘, 로프, 콘걸이 봉, 테이프 등(그림 16~18)
3. 제염 전 환자 분류, 제염, 제염 후 환자 분류에 필요한 장비와 도구는 다음 항을 참조할 것.

그림 16 경계는 삼각콘, 로프, 테이프를 이용해 명확하게 한다

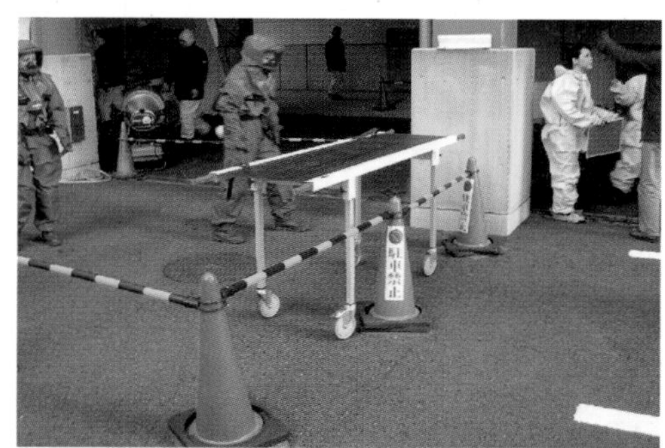

☞ 경계는 쉽게 넘을 수 없는 높이여야 한다. 또한 곳곳에 감시원을 세운다.

그림 17 안내판을 준비한다(부록 참조)

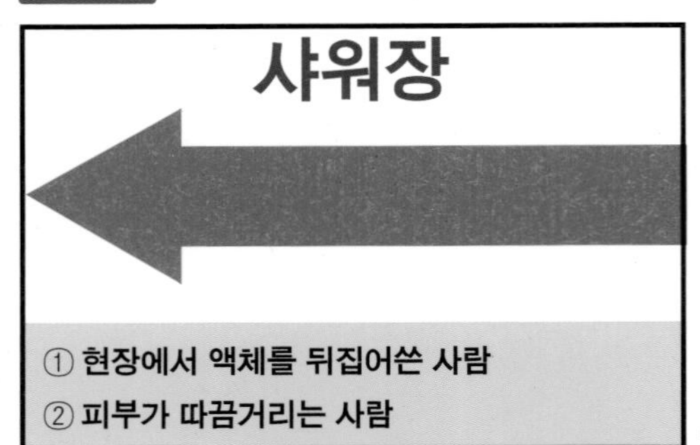

☞ 환자가 헤매지 않도록 유의한다.

그림 18 안내판을 준비한다

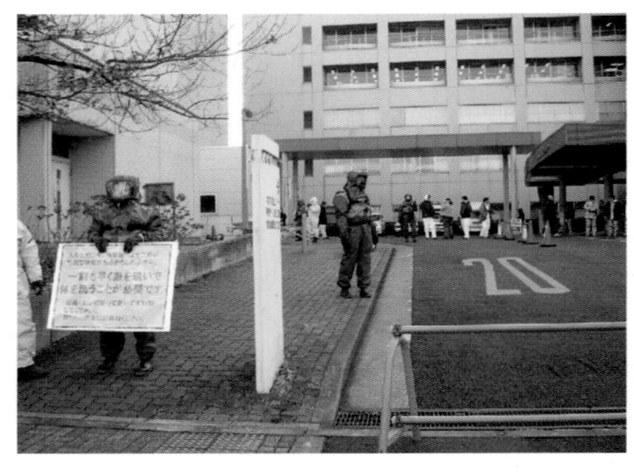

☞ 개인보호장구를 착용하면 소리가 들리지 않기 때문에 의사소통이 원활히 되지 않으므로 표시가 필요하다. 또한 폭발에 의한 환자의 경우는 고막이 파괴되어 청력이 상실되기 때문에 표시가 필요하다.

2 절차

1. 현장 지휘자의 지시에 따라 사무 담당자에게 지역 설정을 하도록 명령한다.
2. 지역 설정 담당 사무관은 사전계획에 따라 지역 설정을 실행한다. 이때 순서는 출입구 통제 영역 설치 → 제염 영역 설치(제염텐트 설치) → 제염 전 환자 분류 영역과 제염 후 환자 분류 영역 설치 → 지역 설정(경계선 설치) 순으로 한다.
3. 경계선은 삼각콘, 로프, 콘걸이 봉, 테이프 등을 사용해 명확하게 보이도록 한다. 또한 쉽게 경계를 넘을 수 없도록 설치한다.
4. 환자의 안내를 원활하게 하기 위해 안내판을 설치한다. 또한 시각적 안내뿐만 아니라 음성 안내도 한다.

3 주의점

1. 오염자가 안전지역으로 들어오는 것을 엄중히 막아야 한다. 따라서 안내원뿐만 아니라 곳곳에 감시원을 배치할 필요가 있다.
2. 만일 오염자가 안전지역에 들어왔을 경우, 그 장소는 경계지역이 된다.

4 지역 설정의 실제(그림 19~26)

병원의 지역 내에 그림 19의 영역을 설정한다. 실제로는 병원의 로터리, 주차장 등을 이용한다. 제염 영역까지가 경계지역이 되고, 제염 영역보다 후방은 안전지역이 된다. 각 지역은 출입하지 못하도록 경계를 명확히 표시하고, 곳곳에 감시원을 둔다.

그림 19 지역 설정과 환자 동선

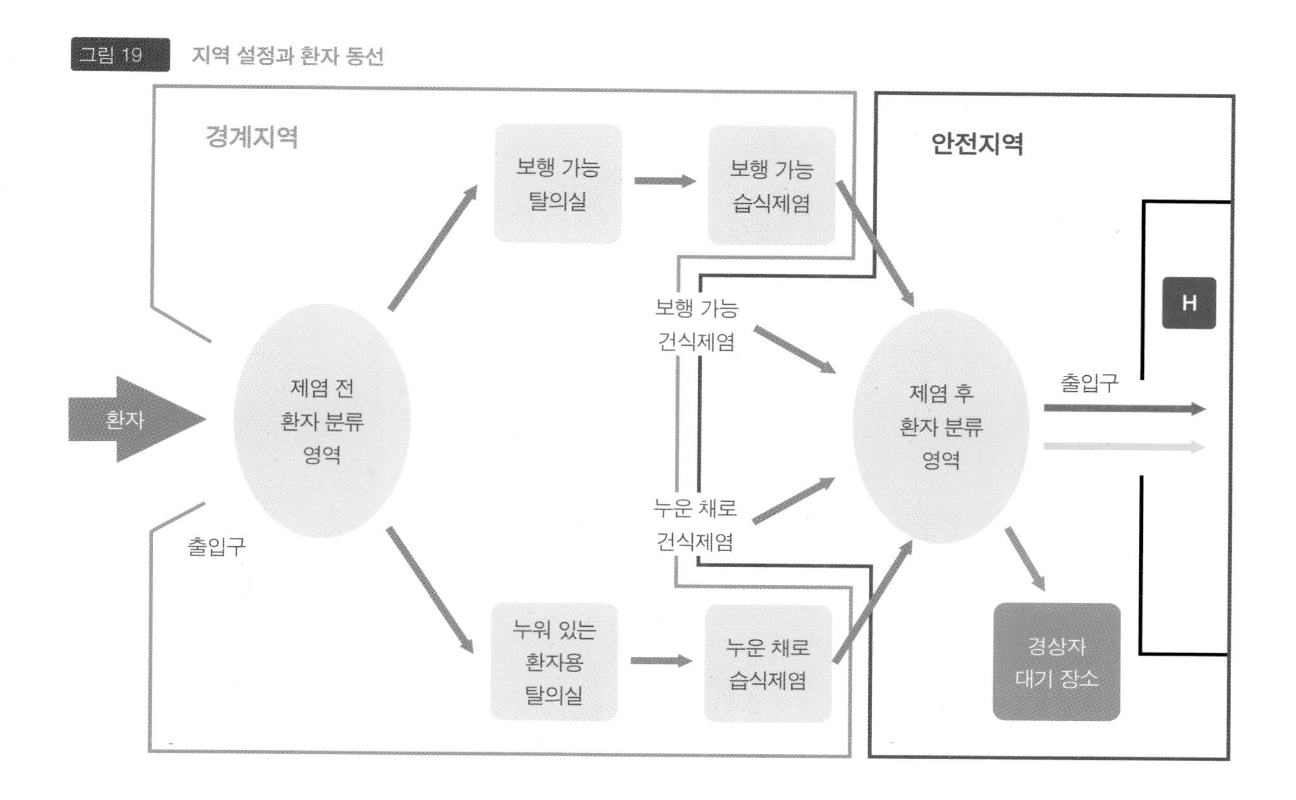

모든 병원 지역 내 출입구는 통제가 필요하다(그림 20). 환자가 지역에 들어가는 입구는 1개로 한다. 경계지역이므로 개인보호장구를 착용한다(자세한 것은 28쪽의 'I. 출입구 통제' 참조)

그림 20 출입구 통제

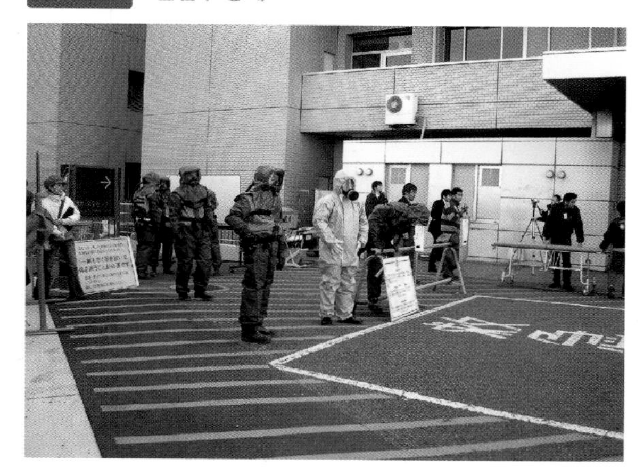

그림 21의 장소는 제염 전 환자 분류 영역에서 방사선 검사를 하는 곳이다. 제염 전 환자 분류 영역은 출입구로 들어가는 곳에 설치한다. 제염의 우선순위를 정해서 각각의 영역으로 이동시킨다. 환자가 헤매지 않도록 안내원, 게시판, 음성 안내가 필요하다. 제염 전 환자 분류는 기본적으로 1열로 하지만, 보행 가능 환자와 들것 환자는 2열로 해도 좋다.

보행 가능 환자에 대해서는 사생활 보호를 위해 탈의실을 준비한다. 그림 22에서는 텐트를 설치하고 있지만, 기존의 병원 시설에는 간편하게 비닐 시트 등으로 공간을 마련하는 방법을 쓰면 소수 인원으로도 신속하게 준비할 수 있으므로 이를 추천한다.

벗은 의류를 넣기 위한 상자를 준비한다. 또한 탈의 후에 입을 일회용 의류가 필요하다. 탈의실을 나오면 피부 자극 증상 혹은 육안적 오염이 있는 환자는 보행이 가능한 습식제염(샤워) 영역으로 가고, 피부 자극 증상 혹은 육안적 오염이 없는 사람은 제염 후 환자 분류 영역으로 간다(그림 23~26).

제염이 완료되면 안전지역에 들어가서 제염 후 환자 분류 영역으로 간다.

그림 21 제염 전 환자 분류 영역

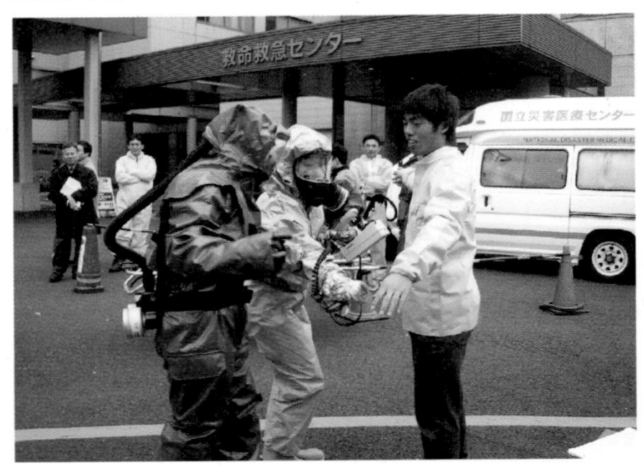

그림 22 보행 가능 탈의실

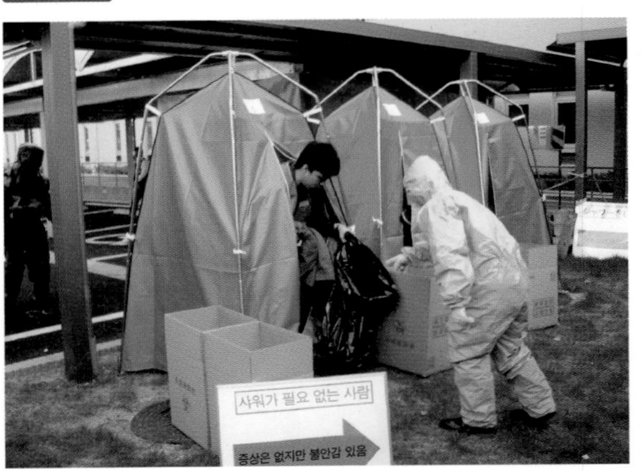

그림 23 영역 안에서는 안내원과 안내판으로 환자를 안내한다

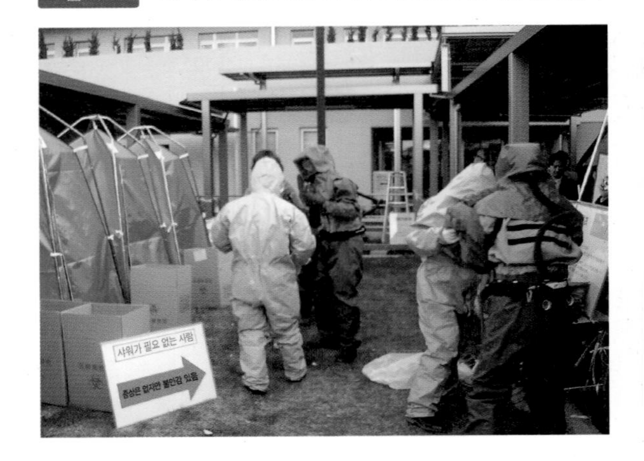

그림 24 보행이 가능한 습식제염

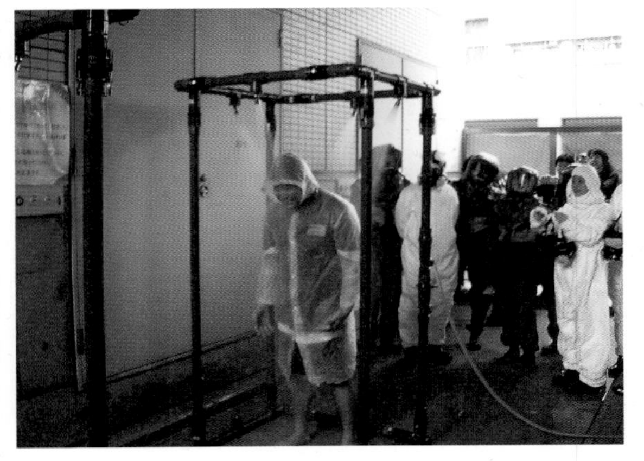

☞ 모의 환자가 옷을 입은 채 습식제염을 실시하고 있다.

그림 25 누워 있는 환자를 위한 탈의실

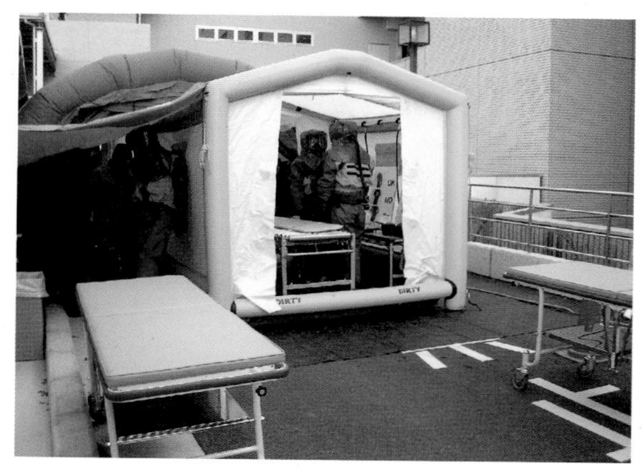

☞ 좌측이 누워 있는 환자를 위한 건식제염 트럭, 우측이 누워 있는 환자를 위한 습식제염 트럭이다.

그림 26 누워 있는 환자를 위한 습식제염

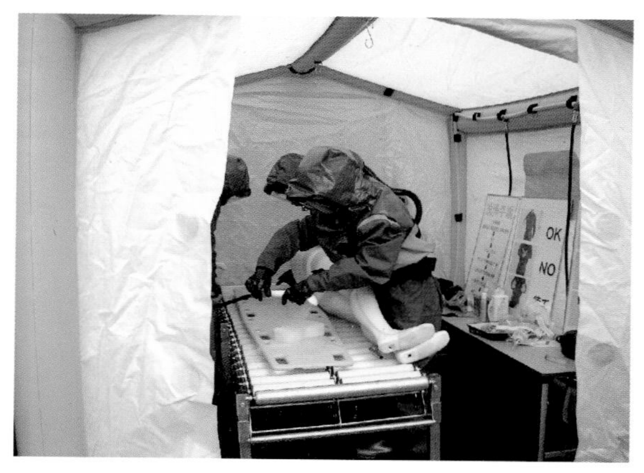

☞ 한 명만 습식제염이 가능하다.

III 제염 영역 설정

[목적과 포인트]

- 제염(decontamination) 영역을 설정함으로써 경계지역과 안전지역이 구별된다.
- 제염 영역을 통과한 환자는 오염자에서 비오염자가 된다.
- 제염 영역은 출입구와 함께 구역 설정의 중심적 존재가 된다.
- 제염 영역은 상설 공간, 그리고 텐트와 같은 임시 공간이 있다.
- 제염 영역은 보행이 가능한 건식제염, 보행이 가능한 습식제염, 누워서 하는 건식제염, 누워서 하는 습식제염으로 4열을 설치하는 것이 바람직하지만, 보행이 가능한 건식제염 및 습식제염, 누워서 하는 건식제염 및 습식제염 각각의 탈의실을 합쳐서 2열로 설치하는 것이 현실적이다(그림 19). 또한 남녀 구분에 대한 배려도 필요하다.
- 습식제염에서는 오염수의 배수가 필요하므로 설치 장소를 고려할 필요가 있다.

1 제염 영역 설정 준비(장소 설정, 인원, 기자재)

1_장소 설정

평상시에 사전계획을 수립해 결정해둔다. 환자 접수 게이트에서 병원 입구까지의 동선을 생각해 제염 영역 장소를 설정한다. 텐트를 사용하는 방법과 상설 설비(옥외 샤워 설비 등)을 사용하는 방법이 있다. 한정된 인원으로 신속히 설치가 이루어져야 하므로 상설 제염설비가 바람직하다.

또한 사전계획에 따라 제염설비 설치 훈련을 실시하는 것이 중요하다.

2_인원

제염설비 설치에는 **몇 명의 사무관이 몇 분 만에 설치할 수 있는가를 확인하고, 훈련해둔다**. 제염텐트를 사용하는 경우에는 더 많은 인원이 필요하다. **직장 변경 등 인사이동이 있을 수 있기 때문에 재해 발생 시에 경험이 없지 않도록 훈련해야 한다**.

제염텐트 안에서 활동하는 인원은 제염텐트의 크기에 따라 다르지만, 최소한 1명의 환자에 대해 2명의 인원이 필요하다.

3_장비와 도구

상설 제염장치 또는 제염텐트 1세트 등

2 절차와 주의점

1. 현장 지휘자의 지시 혹은 사전계획(매뉴얼)에 따라 제염 준비 담당자에게 제염설비를 완성하도록 명령한다.
2. 제염 준비 담당자는 사전계획에 따라 설비를 완성시킨다. 이때 설치의 우선순위로는 출입구 통제 영역 설치 → 제염 영역 설치(제염텐트 설치) → 제염 전 환자 분류 영역과 제염 후 환자 분류 영역 설치 → 지역 설정(경계선 설치)의 순으로 실행하면 좋다.
3. 습식제염의 물 온도는 계절에 따라 조절한다. 춥지 않을 정도의 미지근한 온도가 좋다(여름에는 30℃ 전후, 겨울에는 33~35℃ 정도).
4. 제염 중의 2차 노출을 방지하기 위해 제염 영역의 환기를 충분히 한다.

제5장

제염 전 환자 분류

[목적과 포인트]

- 제염 전 환자 분류에서는 제염 여부, 그리고 우선순위 및 방법을 결정한다.
- 제염은 크게 보행이 가능한 상태에서의 건식제염 및 습식제염, 누워 있는 상태에서의 건식제염 및 습식제염 네 가지로 분류한다.
- 방사선 피폭 여부를 판단하기 위한 방사선 측정을 실시한다[조기에 방사선(radiological, nuclear)의 관여를 판단한다].
- 제염 전 환자 분류에서는 원칙적으로 치료는 하지 않는다. 단, 기도 확보, 표피의 활동성 출혈에 대한 지혈, 신경작용제 노출(동공 축소, 분비항진, 섬유속연축의 존재로 판단)에 대한 황산아트로핀의 투여는 허용된다.

1 준비

1_인원

1. 제염 전 환자 분류는 개인보호장구를 착용한 의사 또는 간호사가 실시한다.
2. 제염 전 환자 분류 영역에는 책임자 1명, 실무자(1~2명)를 배치한다.
3. 이송 요원(개인보호장구 착용) 3~4명
4. 안내 요원(개인보호장구 착용) 1명(안내는 게시판으로 대용 가능).

2_장비와 도구

1. 개인보호장구(레벨 C, 제염 전 환자 분류 영역 내 스태프는 전원 착용) 6~8벌
2. 방사선 측정기[표면 오염 측정기(방사선 측정기)] 1개, 선량 측정기(공간선량계) 1개, 개인 경보선량계(알람형 포켓선량계) 2개
3. 화이트보드(환자 기록 및 환자에게 필요한 내용을 전달하기 위해 사용), 화이트보드용 펜
4. 통신 기기(무전기 등)
5. 확성기
6. 안내 게시판
7. 환자 분류 식별용 분류 태그: 빨래집게 등
8. 환자 안내용 도구[삼각콘, 콘걸이 봉, 안전 표시 테이프(출입 금지 테이프)]
9. 간이 호흡 보호구(환자용) 50개
10. 치료약: 황산아트로핀

2 절차

1_수용까지의 준비

1. 제염 전 환자 분류 책임자는 제염 전 환자 분류 스태프의 역할 분담(환자 분류 실시자, 이송 요원, 안내 요원)을 결정한다.
2. 제염 전 환자 분류 영역은 경계지역이므로 개인보호장구를 착용한다.
3. 제염 전 환자 분류 영역의 위치는 차량의 동선, 차량의 정차 위치, 환자 접수 장소, 제염 영역과의 위치 관계를 고려해 설치한다. 병원 입구부터 제염 전 환자 분류 영역까지의 거리, 제염 전 환자 분류 영역에서 제염 영역까지의 거리가 길면 안내 요원을 증원해야 한다(그림 27).
4. 환자의 상황에 따라 들것에 실어 이송하거나, 휠체어 등의 노선과 보행 가능 환자의 노선으로 나누어서 환자 분류를 실시해도 좋다.

그림 27 제염 전 환자 분류 영역 설치의 핵심

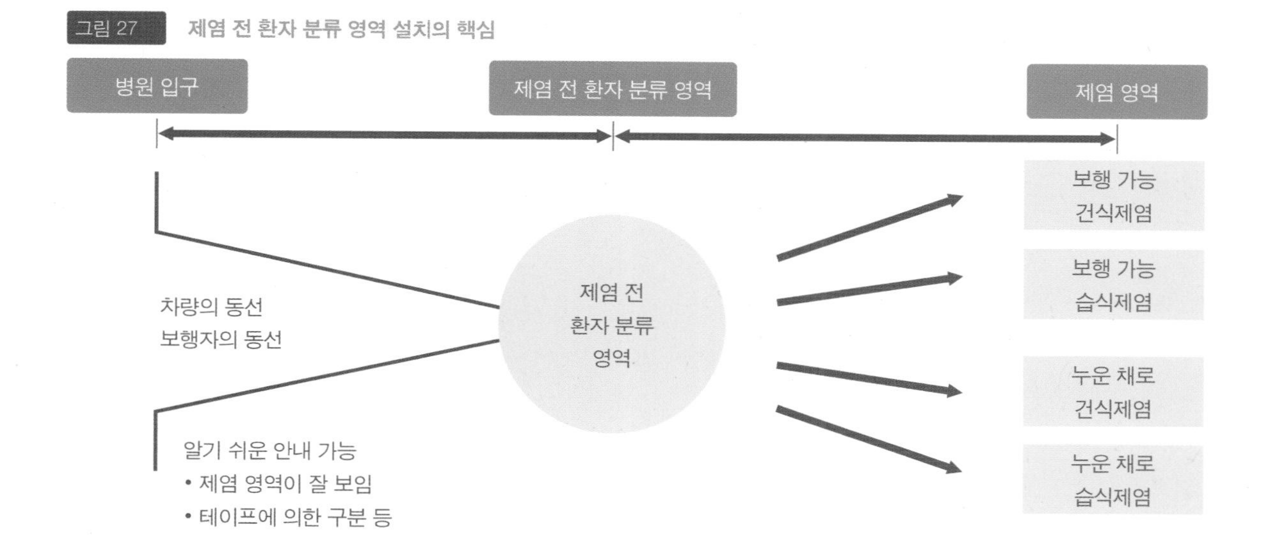

2_접수 및 환자 분류 실시

1. 제염 전 환자 분류 알고리즘(그림 28)에 따라서 환자 분류를 실시한다.
   ① **현장 제염이 충분한지 불충분한지 판단하기**: 환자가 구급차 등 소방 차량이나 경찰 차량으로 이송되어 현장에서의 제염이 확인되고, 또한 이송에 관여한 인원(구급대원 등)의 증상 호소가 없는 경우에는 현장 제염이 '충분'하다고 판단한다. 그 이외에는 '불충분'하다.
   ② 서베이미터를 사용해 전신 검출 검사(처음 몇 명에 대해서)를 한다(그림 29). 방사선이 검출된 경우에는 '방사선 검출 시의 절차'(그림 30)를 진행한다.
   ③ 보행이 가능한지 불가능한지를 파악한다.
   ④ 육안적 오염, 또는 피부 자극 증상이 있는지 없는지를 검사한다, 반드시 몸의 뒷면도 포함해 전신을 잘 관찰해야 한다. 이상으로, 보행이 가능한 건식제염(제염 우선도 ④), 보행이 가능한 습식제염(제염 우선도 ③), 누운 채로 건식제염(제염 우선도 ②), 누운 채로 습식제염(제염 우선도 ①) 여부를 구별할 수 있다.

그림 28 제염 전 환자 분류 알고리즘

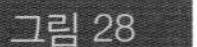

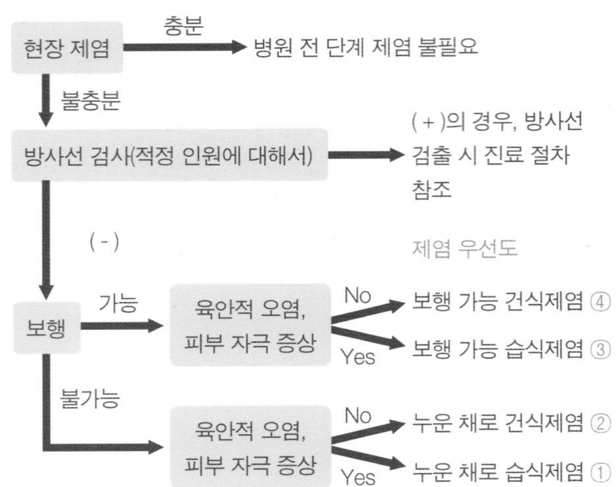

주: 몸의 뒷면도 관찰할 것.

그림 29 방사선 검사 실시

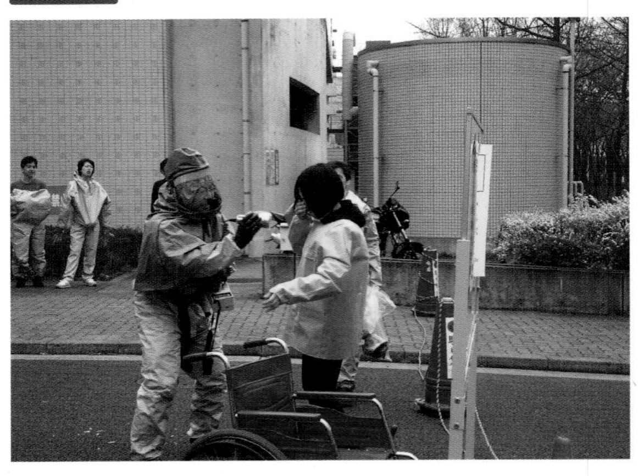

그림 30 방사선 검출 시 절차

화생방테러
제염 전 환자 분류에서 방사선이 검출되었을 때의 진료 절차

제염 전 환자 분류 영역, 제염 영역의 공간선량률을 측정해 의료 스태프의 안전을 확인한다(방사선기사와 같이, 가능하면 방사선 지식이 있는 스태프를 제염 전 환자 분류 영역과 제염 영역에 동원한다).

→ 위험성이 있는 수준 → 현장 상황에 따라 판단한다(시간 관리).

↓ 의료 스태프에 대한 위험은 무시할 수 있는 수준

제염 전 환자 분류에 따라 제염한다. 단, 제염 후 전리방사선을 조사하고, 아직 고농도의 오염이 남아 있으면 제염을 계속한다. 단, 전신 상태가 불안정하면 우측으로 진행한다(습식제염과 닦아내는 제염 정도까지. 만약 화학작용제와 관련된 것이 아닌 경우에는 습식제염보다는 닦아내는 것이 바람직하다).

→ 제염 불충분 → 오염 부분을 덮어서 오염 확대 방지 처치를 한다.

↓ 제염 완료

제염 후 환자 분류

↓

어느 경우든 원내에서 경계지역을 설정하고, 경계지역에서 나오는 시점에서의 조사를 가능한 한 실시한다. 경계지역 내에서 마스크, 가운, 장갑은 필수이다.

[주의]

① 개인보호장구 착용 때문에 환자와의 의사소통이 어렵다. 설명 등은 게시판을 이용한다(그림 30).

② 보드는 환자 분류 실시 환자의 수 파악과 스태프 간 의사소통에도 유용하다(그림 31, 32).

③ 환자 분류 실시자는 환자가 오염되어 있을 가능성을 생각해, 원칙적으로 환자에게 접촉해서는 안 된다. 그러나 환자가 의식장애 등으로 스스로 움직일 수 없는 경우에는 예외로 한다. 자신의 개인보호장구가 오염된 경

우에는 다른 곳으로 오염이 확대되지 않도록 주의를 기울인다.

④ 환자가 화학제를 흡입할 위험이 높다고 판단되는 경우, 간이 호흡 피난 보호구를 환자에게 착용시킨다.

⑤ 신경작용제에 노출됨이 판단(동공 축소, 분비항진, 섬유속연축)되는 경우에는 필요에 따라서 황산아트로핀 투여를 실시한다. 그 대응을 위해서 황산아트로핀을 미리 준비해둔다.

一刻も早く服を脱いで
体を洗うことが必要です

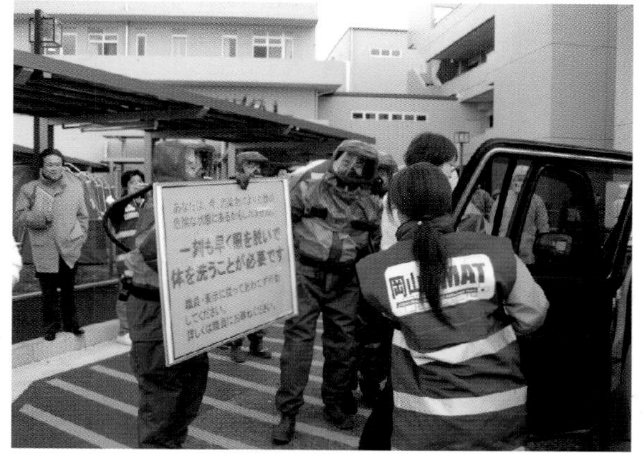

그림 31-a 안내판을 이용한 환자와의 의사소통

[옮긴이] 안내판의 내용은 부록 참조.

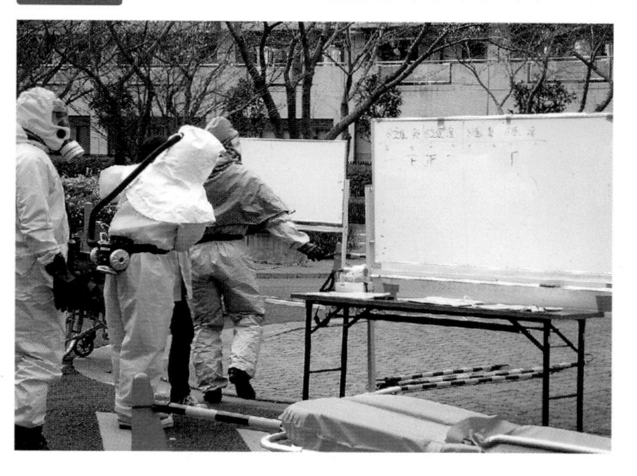

그림 31-b 보드를 설치해 환자 분류 실시 환자 수 파악

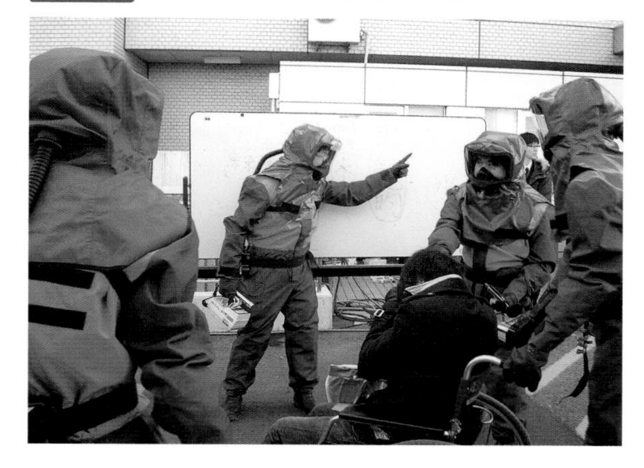

그림 32 화이트보드를 이용해 오염원 확인

제6장

제염

[목적과 포인트]

- 제염(decontamination)은 오염물질(오염된 의복 포함)의 제거를 목적으로 한다.
- 개인보호장구를 입은 담당자의 안전이 매우 중요하므로, 오염된 상태로 피해자나 오염물질을 원내에 반입하지 않는다.
- 제염 방법은 ① 건식제염(탈의), ② 습식제염(탈의와 샤워), ③ 닦아내는 제염으로 분류하며, 제염 전 환자 분류에 의해 제염 방법이 결정된다. 적절한 제염에는 적절한 제염 영역의 설정과 피해자의 동선이 필수이다.
- 사생활 보호를 고려하면서 영역 구분과 탈의실, 제염 영역, 착의실의 설정은 평상시부터 사전에 계획해둔다.

1 제염 시 주의점

1. 제염 담당자는 작업 전에 현장의 온도와 습도 측정, 간단한 건강 체크를 하고, 어떠한 이상을 발견한 경우에는 책임자에게 보고한다. 작업 전에는 충분한 식사와 수분 섭취를 한다.
2. 개인보호장구를 착용한 상태에서의 제염 작업은 땀이 많이 나고 쉽게 피로해지는 작업 환경이므로, 작업의 지속에는 개인차가 있으며, 개인의 상태, 주위의 온도 및 습도에도 좌우된다. 일반적으로 작업 지속 가능 시간은 30분 정도이며, 교대조를 편성해 적절하게 교대할 필요가 있다.
3. 개인보호장구의 탈착은 2명이 서로 도와준다. 착용 시에는 마스크, 장갑, 작업화의 밀폐를 서로 확인한다. 밀폐를 위해 장갑과 소매 사이, 작업화와 바지 사이, 지퍼, 옷깃, 마스크와 후드 사이 등에 폭이 넓은 방수 테이프를 사용한다.
4. 마스크의 흡수통의 정확한 장착, 뚜껑 개방, 마스크에 접속되는 송기 부품의 접속과 전원 확인도 2명이 서로 확인한다.
5. 장갑은 3장을 착용함이 원칙이다. 중간 장갑은 내화학제 성능을 가지는 장갑으로, 가장 안쪽은 일상적으로 사용하는 일회용 장갑으로, 가장 바깥쪽은 탄소 재질의 미끄럼 방지 소재의 장갑으로 사용하는 것이 바람직하다. 개인보호장구의 탈착 시, 마지막으로 가장 안쪽의 장갑을 벗는다.
6. 전지를 사용해 마스크 내에 송기(送氣)하는 개인보호장구는 송기가 전지에 의존하기 때문에, 전지가 소모되면 송기가 정지한다. 송기의 정지는 작업자의 생명을 위협하는 사고이므로, 이러한 형태의 개인보호장구는 보충용 전지의 확보가 필수이다(그림 33). 이것은 전지를 이용하는 모든 기기[후두경, 혈중산소포화도(SpO_2) 모니터 등]에 해당된다.
7. 피해자의 사생활 보호에 주의한다(그림 34).
8. 피해자의 활력 징후, 신경작용제 노출의 판단(동공 축소, 분비항진, 섬유속연축)을 반드시 기억해야 한다. 특히 폭발로 인한 외상은 고막 손상에 의한 난청을 발생시킬 가능성이 있다.
9. 오염된 의류, 닦아낸 천은 안전하게 수거 및 관리한다(그림 35).
10. 제염 중이라도 긴급처치(소생)를 우선으로 한다. 이때 시진, 청진, 촉진에는 현저한 제한이 있다. 평소에 개인보호장구를 착용한 상태에서 정기적인 훈련을 하는 것이 중요하다(그림 36).
11. 개인보호장구를 착용한 상태에서의 제염은 시야와 청각의 제한, 정보 전달의 제한, 순발력의 저하가 불가피

하므로 화이트보드 등의 게시판, 설명문, 음성 안내, 올바른 자세 등을 유효하게 활용한다(그림 37).

12. 습식제염에서는 테이프의 고정력이 현저하게 저하되므로 기관지 삽관 시 기관튜브 고정은 튜브홀더[토머스 홀더(thomas holder)]의 사용이 바람직하다.

13. 제염 시에 사용하는 약제는 프리필드 주사기(prefilled syringe)를 사용하는 것을 추천한다.

그림 33 전지를 필요로 하는 형태의 개인보호장구

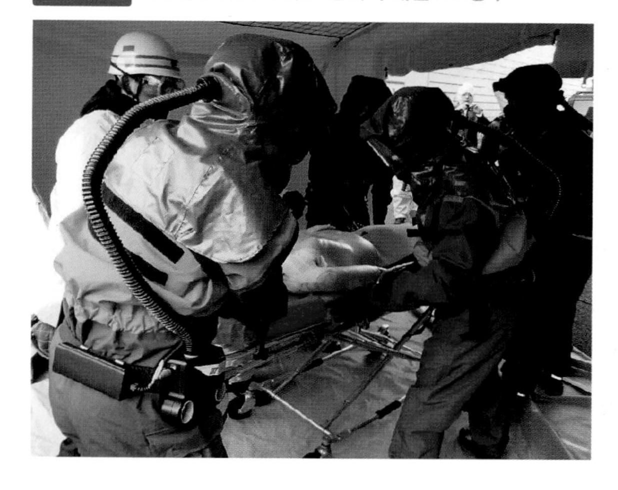

그림 34 샤워 시설의 남녀 구별

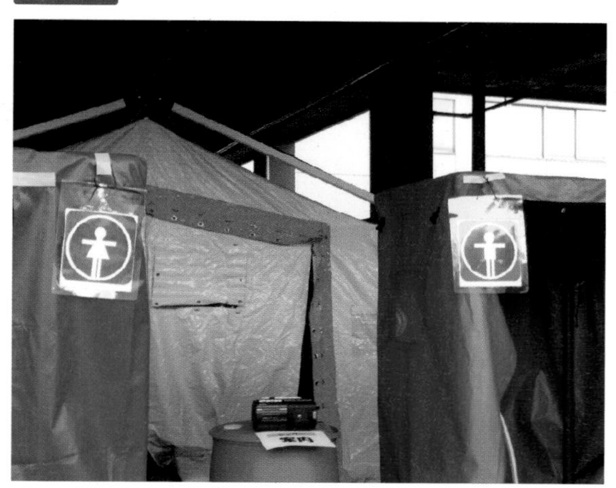

그림 35 수납용 투명 비닐봉지와 기록용 필기도구

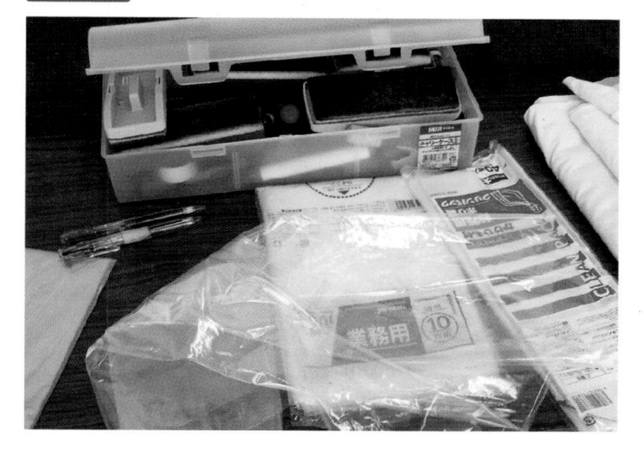

그림 36 제염 중 기도 확보

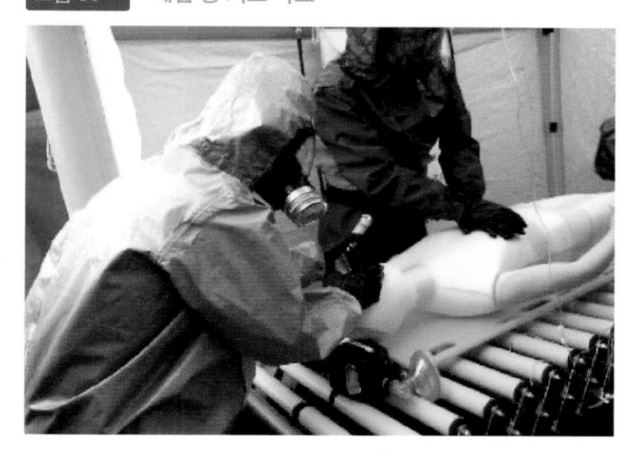

그림 37-a 올바른 자세

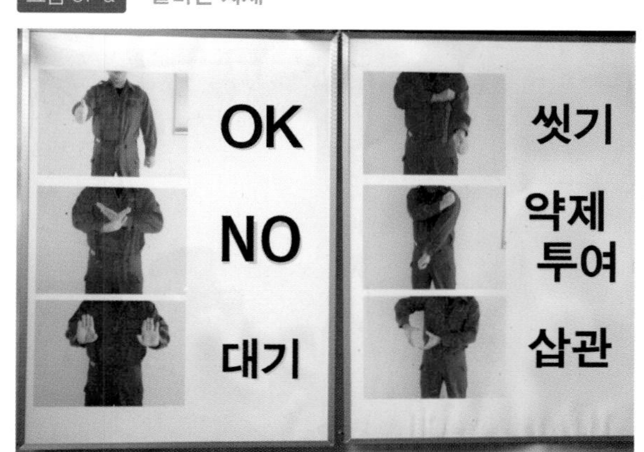

그림 37-b 음성 재생기를 이용한 안내

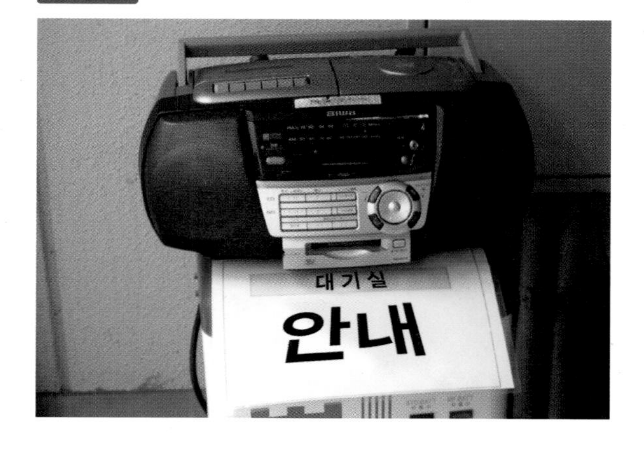

그림 37-c 그림을 이용한 순서 안내

샤워 순서
①탈의실(차고)
②대기실(차고)
③샤워
④원내검진

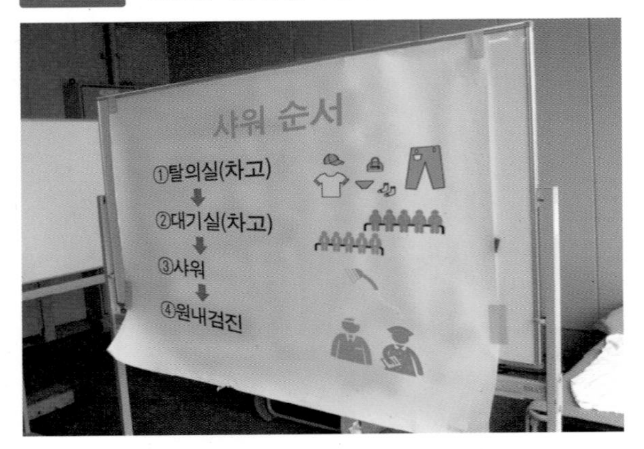

2 준비용품

1_기본용품

① 개인보호장구(적어도 레벨 C)

② 최내측용, 최외측용 플라스틱 또는 라텍스 등의 장갑

③ 필기도구(화이트보드용 매직, 유성 매직)

④ 정보 전달용 화이트보드(휴대용 포함)

⑤ 제염 영역 전체의 안내에 필요한 기자재와 노선 게시판(적절한 장소에 설치)

⑥ 다량의 큰 비닐봉지

⑦ 다량의 수건, 담요, 슬리퍼(그림 38)

⑧ 전지, 전원, 전선 릴(각 영역별)

⑨ 난로 및 연료(그림 39)

⑩ 환자 운송용 들것과 백보드(그림 40)

⑪ 벽시계(각 영역)

⑫ 폐기용 쓰레기통

⑬ 의료 도구

- 약제(황산아트로핀, 디아제팜), 주사기, 주삿바늘, 의료폐기물 통
- 기도 관리 도구[백밸브마스크(BVM), 후두경과 전지, 기관튜브, 튜브홀더, 탐침, 주사기, 산소봄베]

⑭ 환경 측정용 온도계 및 습도계

⑮ 외측 장갑 제염용 소독제(5% 가정용 염소계 표백제)와 양동이

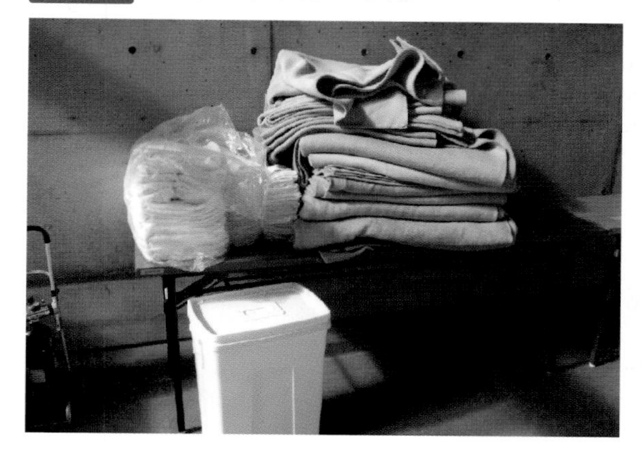
그림 38-a 수건, 담요, 폐기용 쓰레기통

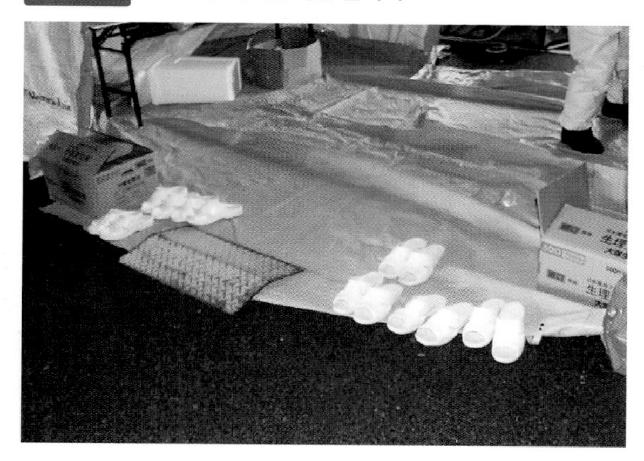
그림 38-b 제염 후에 사용하는 슬리퍼

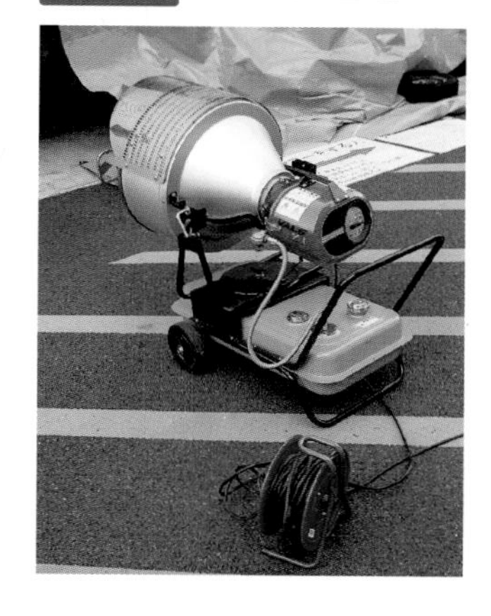
그림 39 난로 및 전선 릴

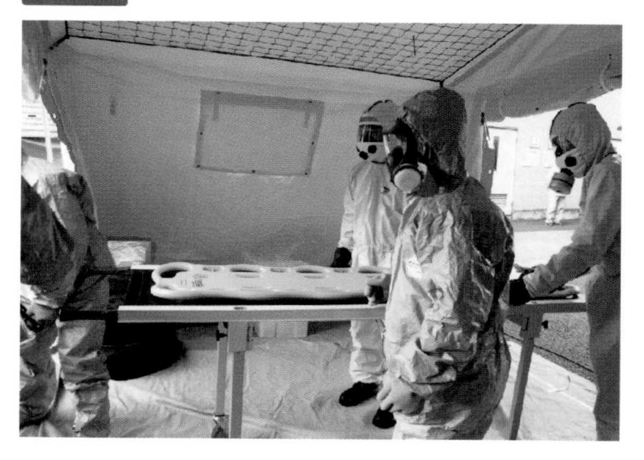
그림 40 들것과 백보드

2_준비 물품(제염 영역별)

a_보행이 가능한 탈의(건식제염 영역)(요원 예: 여 1명)(그림 41의 ①, 그림 42)

① 영역 게시판과 정보 전달용 화이트보드

② 남녀별 영역 표시

③ 영역 안내와 제염 방법 방송용 데이터 및 출력기기(녹음기 등의 음성 재생기기)

④ 필기도구(화이트보드용 매직, 유성 매직)(그림 43)

⑤ 소지품, 의류 보관용 투명 비닐봉지(필요량)(그림 44)

⑥ 짐표 또는 환자 분류 태그(명찰용)

⑦ 일회용 옷[환자복, 수술복, 일회용 가운, 불투명 비닐로 만든 의복(그림 45) 등]

⑧ 담요

⑨ 가위

⑩ 의자

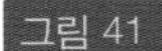

그림 41 영역 모식도

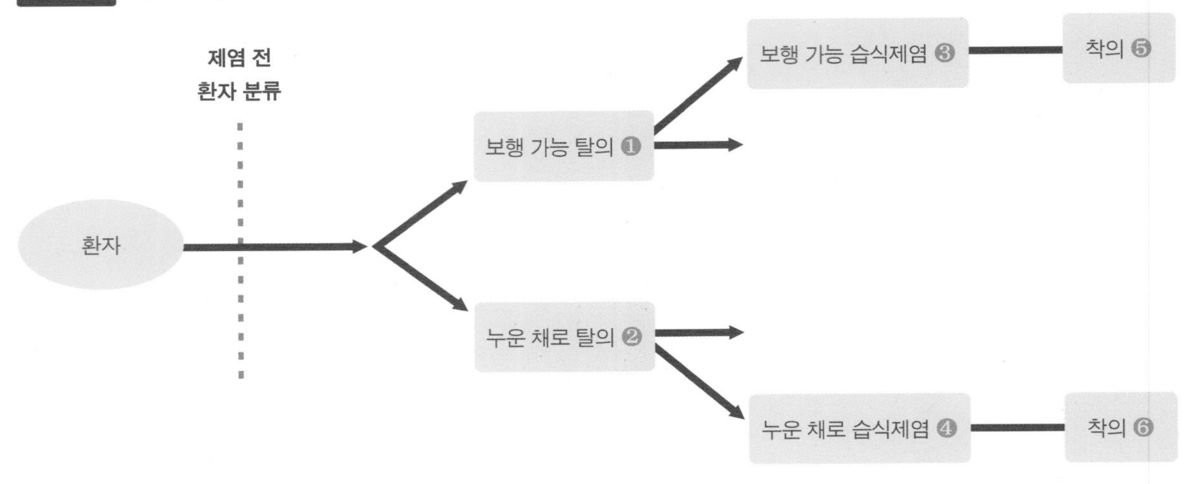

그림 42-a 탈의 방법 안내 게시판

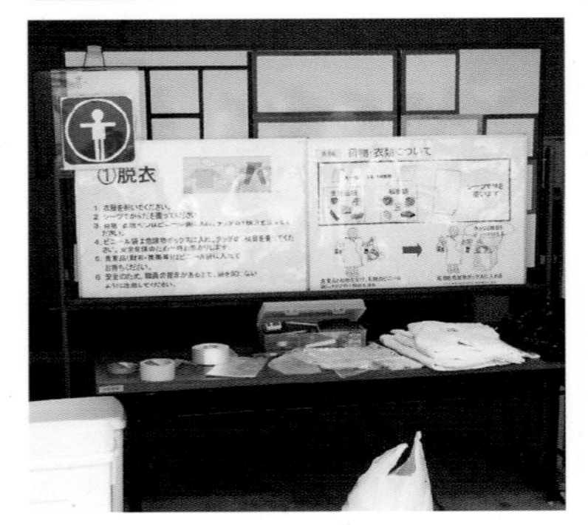

[옮긴이] 부록의 안내 게시판 참조.

그림 42-b 탈의의 중요성을 강조하는 게시판

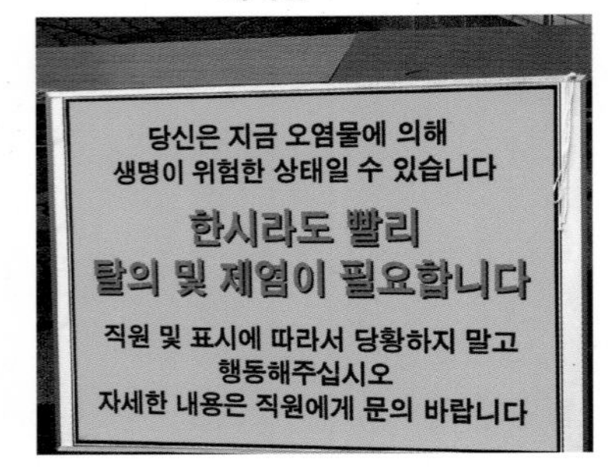

그림 43 필기도구

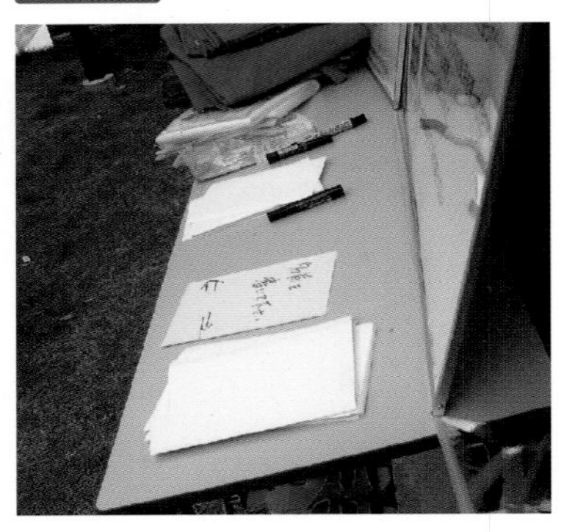

그림 44 비닐봉지에 기명

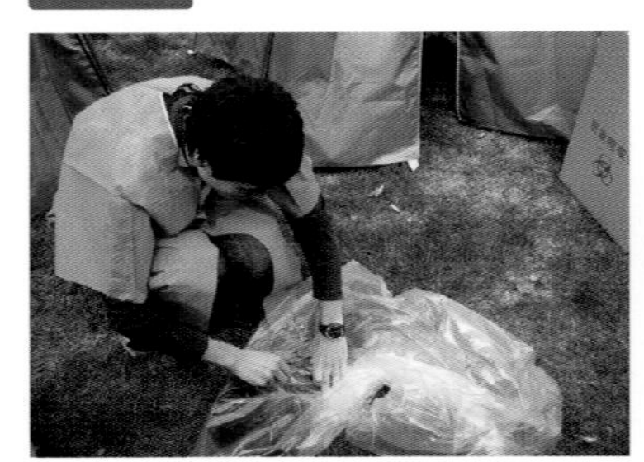

그림 45 불투명 비닐로 만든 의복

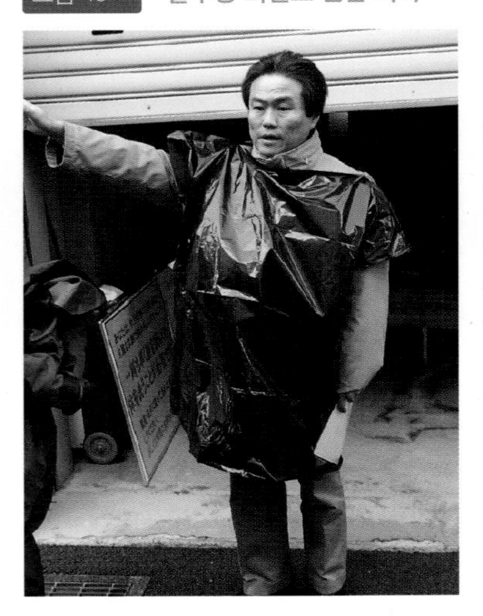

그림 46 탈의 후 대기 장소 배치의 예

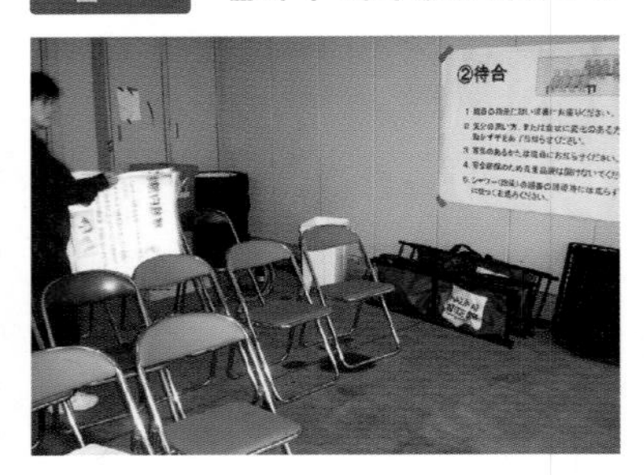

[옮긴이] 게시판의 내용은 부록의 안내 게시판 참조.

b_누운 채로 탈의(건식제염 영역)(요원 예: 탈의 2명, 이송 2~3명)(그림 41의 ②)

① 영역 게시판과 정보 전달용 화이트보드

② 영역 안내와 제염 방법 방송용 데이터 및 출력기기(녹음기 등의 음성 재생기기)

③ 가위 3개 이상

④ 필기도구(화이트보드용 매직, 유성 매직)

⑤ 소지품, 의류 보관용 투명 비닐봉지(필요량)(그림 44)

⑥ 짐표 또는 환자 분류 태그(명찰용)

⑦ 일회용 옷(환자복, 수술복, 일회용 가운, 불투명 비닐로 만든 의복 등)

⑧ 담요

⑨ 들것

⑩ 폐기용 쓰레기통

c_보행이 가능한 습식제염 영역(요원 예: 남 1명, 여 1명)(그림 41의 ③)

① 제염 영역 게시판(남녀 구별 포함)과 화이트보드

② 습식제염 영역 안내판, 제염 방법 방송용 데이터 및 출력기기(녹음기 등의 음성 재생기기)

③ 필기도구(화이트보드용 매직, 유성 매직)

④ 남녀 구별 표시

⑤ 습식제염용 샤워기

⑥ 스펀지(필요량)

⑦ 비누(바디워시)(그림 47)

⑧ 투명 비닐봉지(필요량)

⑨ 약제(황산아트로핀, 디아제팜), 주사기, 주삿바늘, 의료폐기물 통

⑩ 기도 관리 도구(백밸브마스크, 후두경과 전지, 기관튜브, 튜브홀더, 탐침, 주사기, 산소봄베)

⑪ 시계(그림 48)

d_누운 채로 습식제염 영역(요원 예: 남 4명)(그림 41의 ④)

① 제염 영역 게시판과 화이트보드

② 영역 안내판(남녀 구분 등)과 제염 방법 방송용 데이터 및 출력기기(녹음기 등의 음성 재생기기)

③ 필기도구(화이트보드용 매직, 유성 매직)

④ 습식제염용 샤워기

⑤ 스펀지(필요량)

⑥ 비누(바디워시)

⑦ 투명 비닐봉지(필요량)

⑧ 환자 이송용 들것, 백보드

⑨ 약제(황산아트로핀, 디아제팜), 주사기, 주삿바늘, 의료폐기물 통

⑩ 기도 관리 도구(백밸브마스크, 후두경과 전지, 기관튜브, 튜브홀더, 탐침, 주사기, 산소봄베)(그림 49)

⑪ 시계

그림 47 보행이 가능한 습식제염 샤워기에 장착된 비누

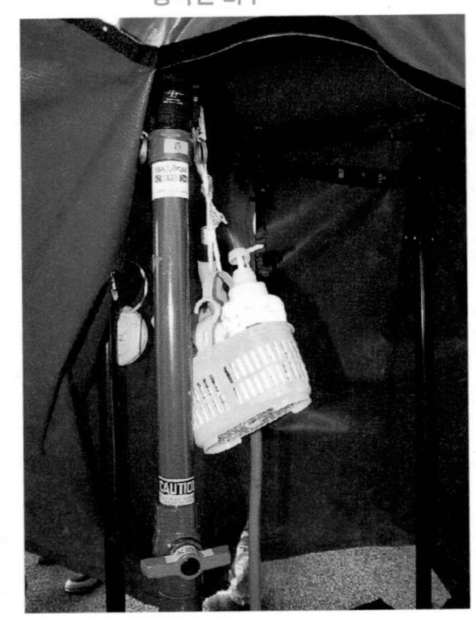

그림 48 보행이 가능한 습식제염 샤워기에 장착된 시계

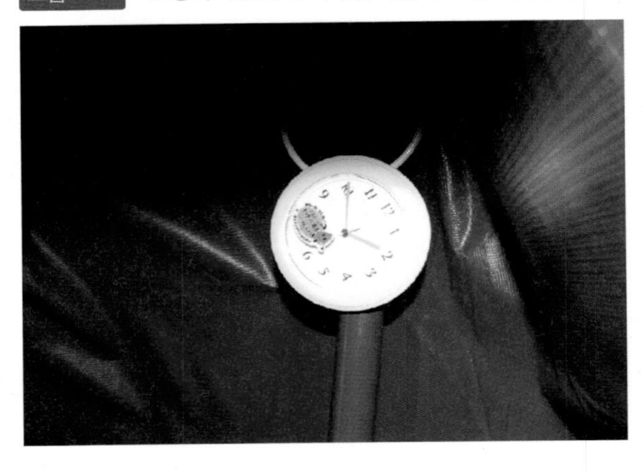

그림 50 일회용 옷, 비닐봉지, 담요, 슬리퍼, 폐기용 쓰레기통

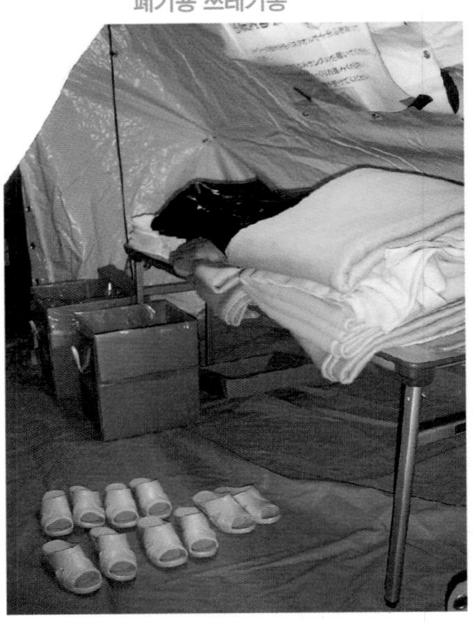

그림 49 세정용 기자재와 기도 관리 기자재

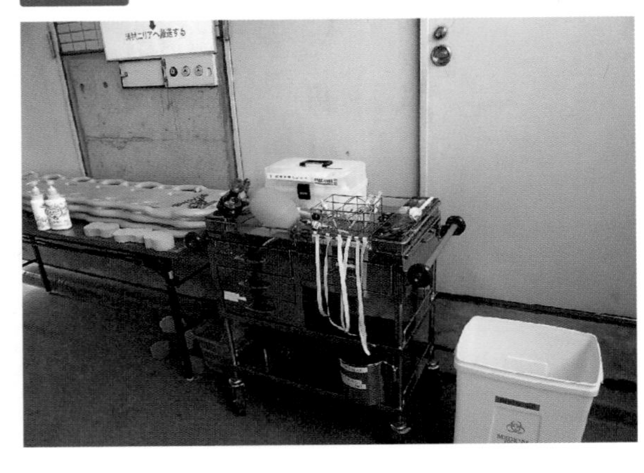

e_탈의실 영역(보행이 가능한 습식제염)(요원 예: 여 1명)(그림 41의 ⑤)

① 탈의실 영역 게시판(남녀 구별 포함)과 정보 전달용 화이트보드

② 탈의 영역 안내판과 제염 방법 방송용 데이터 및 출력기기(녹음기 등의 음성 재생기기)

③ 필기도구(화이트보드용 매직, 유성 매직)

④ 비닐봉지(필요량)(그림 50)

⑤ 다량의 수건과 담요(그림 50)

⑥ 일회용 옷(환자복, 수술복, 일회용 가운, 불투명 비닐로 만든 의복 등)(그림 49)

⑦ 시계

⑧ 슬리퍼

⑨ 폐기용 쓰레기통(그림 50)

f_탈의실 영역(누운 채로 습식제염)(요원 예: 3~4명)(그림 41의 ⑥)

① 탈의실 영역 게시판(남녀 구별 포함)과 정보 전달용 화이트보드
② 필기도구(화이트보드용 매직, 유성 매직)
③ 비닐봉지(필요량)
④ 다량의 수건과 담요(그림 51)
⑤ 환자 이송용 들것
⑥ 약제(황산아트로핀, 디아제팜), 주사기, 주삿바늘, 의료폐기물 통
⑦ 기도 관리 도구(백밸브마스크, 후두경과 전지, 기관튜브, 튜브홀더, 탐침, 주사기, 산소봄베)
⑧ 시계
⑨ 담요
⑩ 폐기용 쓰레기통

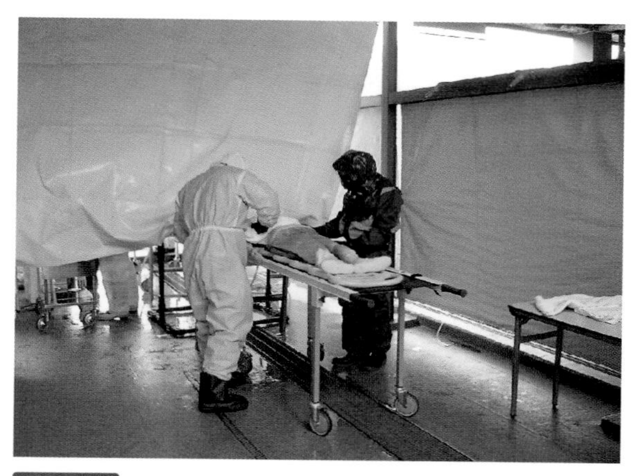

그림 51 누운 채로 습식제염 후 수분 제거(다량의 수건 필요)

3 제염의 실제

1_탈의의 실제(보행이 가능한 경우)

1. 탈의는 오염 부위를 **안쪽으로 뒤집어서** 한다. 그렇지 않으면 오염이 확대되므로 주의가 필요하다.
2. 탈의가 힘든 경우에는 옷을 가위로 잘라내어 얼굴과 머리 부분의 오염을 방지한다.

2_탈의의 실제(누운 채인 경우)

1. 탈의는 오염 부위를 **안쪽으로 뒤집어서** 한다. 하지만 가위로 잘라내어 탈의시키는 방법이 안전하다.

3_옷 잘라내기의 실제

1. 옷을 잘라낼 때는 몸판, 소매, 옷깃, 겉섶의 **바깥쪽 이음새와 안쪽 이음새를** 아래쪽에서 위쪽을 향해 가위로 잘라서 앞뒤 2장으로 잘라낸다. 오염된 쪽을 **안쪽으로 말아 넣듯이** 탈의하고, 비닐봉지에 수납한다(그림 52).
2. 누운 자세에서는 의류를 배 쪽부터 재단한 후, 로그 롤(log roll) 또는 플랫 리프트(flat lift)를 통해 등 쪽을 탈의시킨다(그림 53).
3. 가위 사용 시에는 환자 및 직원이 다치지 않도록 주의한다.

그림 52-a 상의 바깥쪽 이음새 재단

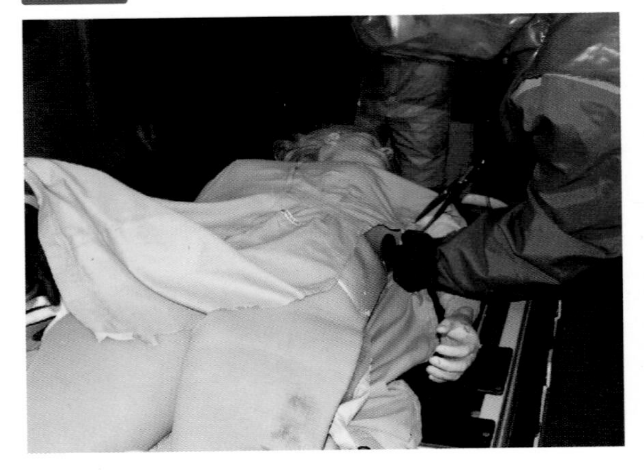

그림 52-b 하의 바깥쪽 이음새 재단

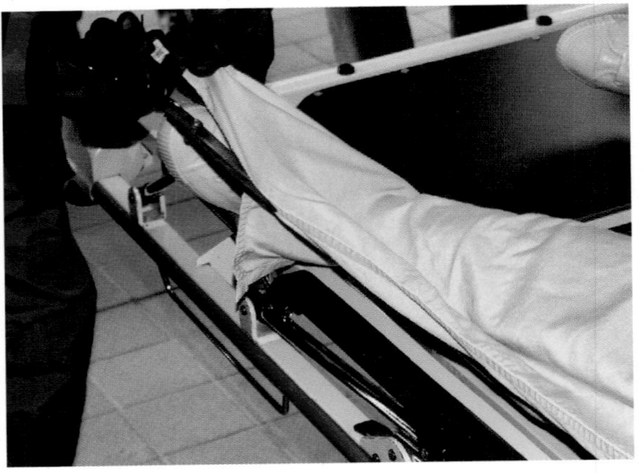

그림 52-c 하의 안쪽 이음새 재단

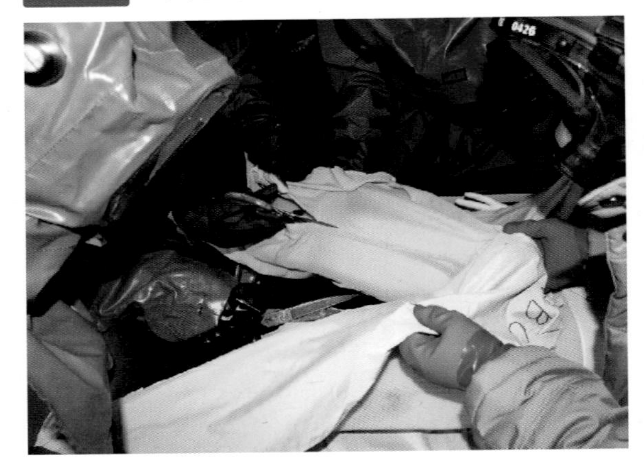

그림 52-d 재단한 의류 말아 넣기 ①

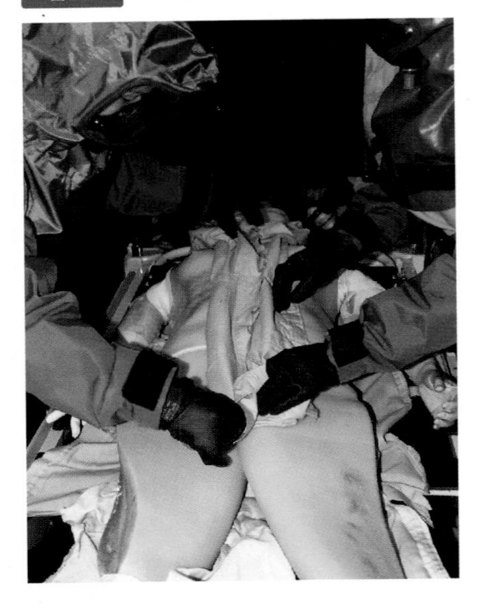

그림 52-e 재단한 의류 말아 넣기 ②

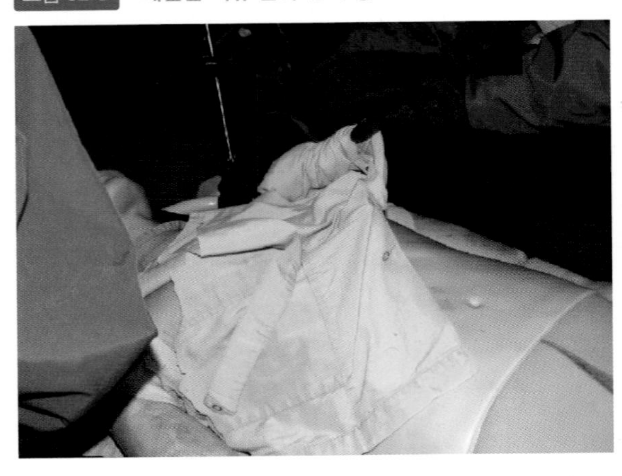

그림 53 로그 롤 사용 시 등 쪽 의류 말아 넣기

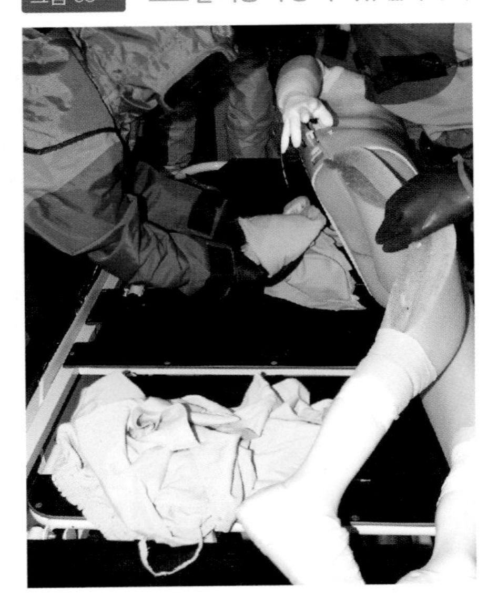

그림 54 비닐봉지에 기명

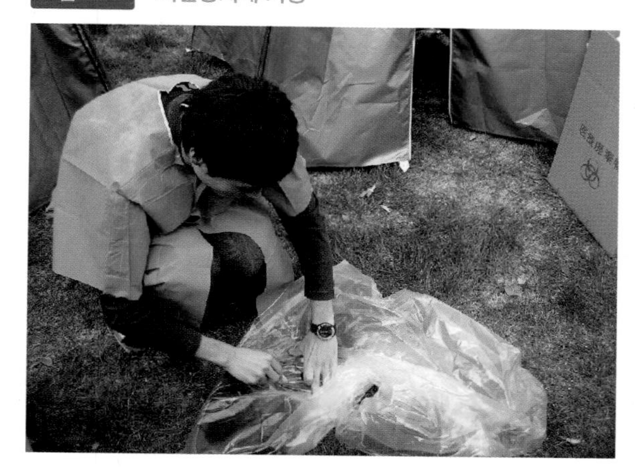

그림 55 불투명 비닐로 제작한 의복

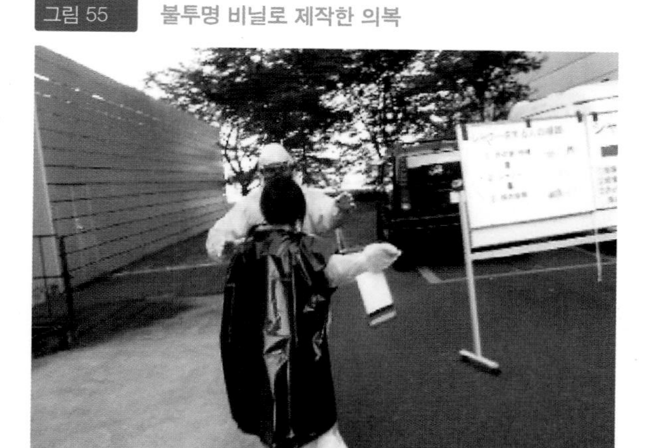

4_건식제염의 실제

1. 사생활 보호를 하면서 오염된 의류를 탈의실에서 주의 깊게 벗긴다. 또는 담당자가 가위로 잘라낸다.
2. 제거한 의류, 소지품, 장신구 등은 **귀중품과 폐기할 것을 구별해** 비닐봉지에 넣고 입구를 잘 봉한다(그림 54).
3. 탈의 완료 후, 일회용 옷을 탈의실에서 입는다(그림 55).
4. 제염 후 환자 분류 영역으로 이동한다.

5_습식제염의 실제

1. 확실하게 노출 부위로서 오염이 인정된 경우에는 탈의실에서 이 부위를 닦아둔다.
2. 사생활 보호를 하면서 오염된 의류를 탈의실에서 주위 깊게 벗긴다. 또는 담당자가 가위로 잘라낸다.
3. 제거한 의류, 소지품, 장신구 등은 비닐봉지에 넣어 입구를 잘 봉한다.
4. 탈의 완료 후에 보행 가능한 환자는 스스로, 보행이 불가능한 환자는 제염 담당자가 노출 부위 또는 오염 부위를 중심으로 스펀지와 적당한 온도의 물을 이용해 씻는다. 스펀지를 이용할 때는 피부가 손상될 정도로 강하게 문지르지 않도록 조심한다. 개방창은 최우선으로 세정한다. 이때 안구 세안도 확실히 한다. 이어서 구비된 세제로 노출 부위와 오염 부위를 중심적으로 씻은 후, 세제가 남지 않도록 잘 헹군다. 잘 헹궈지지 않는 부위는 손가락 사이, 겨드랑이, 등, 특히 엉덩이 등이다(그림 56).
5. 백보드 등의 이송 도구도 충분히 세정한다.
6. 제염 후에는 탈의실에서 저체온증 방지를 위해 물기를 충분히 제거하고, 새 옷으로 입은 후 담요로 체온을 유지한다(그림 57).
7. 닦아내기 후에는 제염 후 환자 분류 영역으로 이동한다(그림 58).

그림 56-a 다리 세정

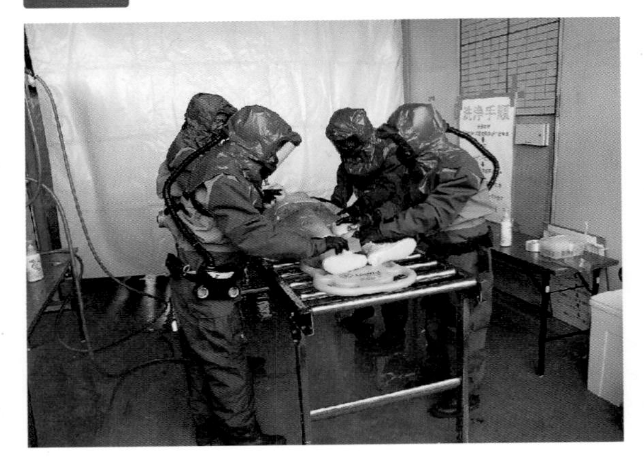

그림 56-b 노출부(손) 세정

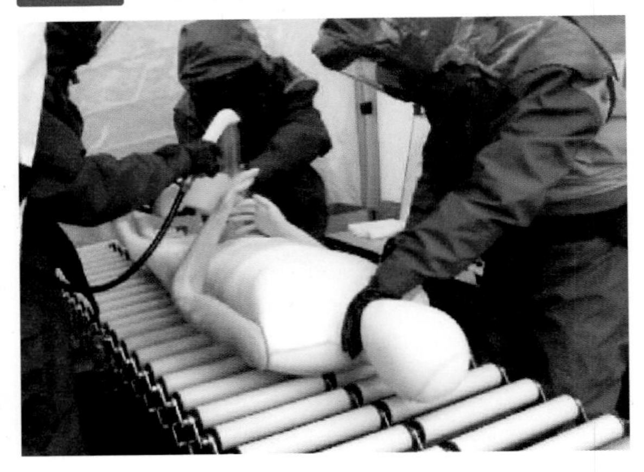

그림 56-c 노출부(얼굴, 눈) 세정

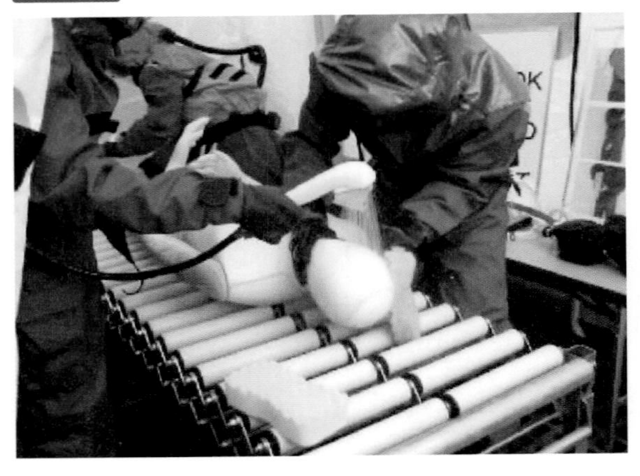

그림 56-d 손가락 사이와 손바닥의 세제 자국

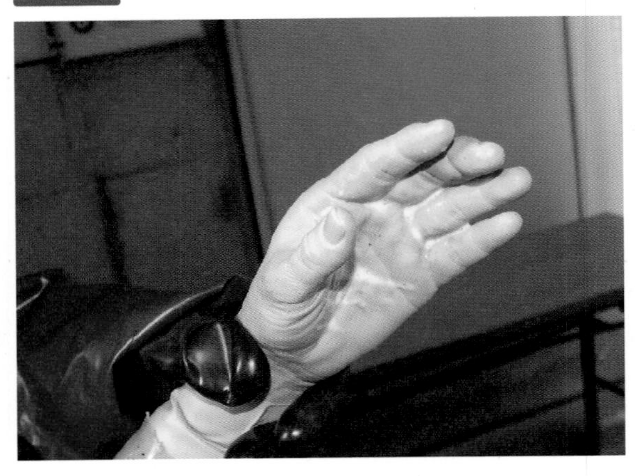

그림 57-a 습식제염 후 수분 제거

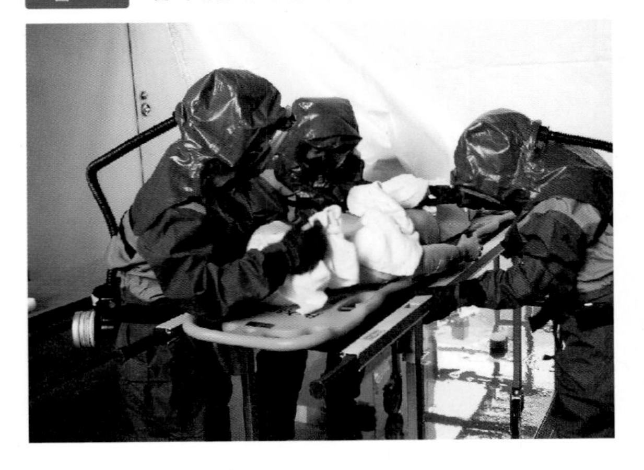

그림 57-b 제염 후 담요로 보온

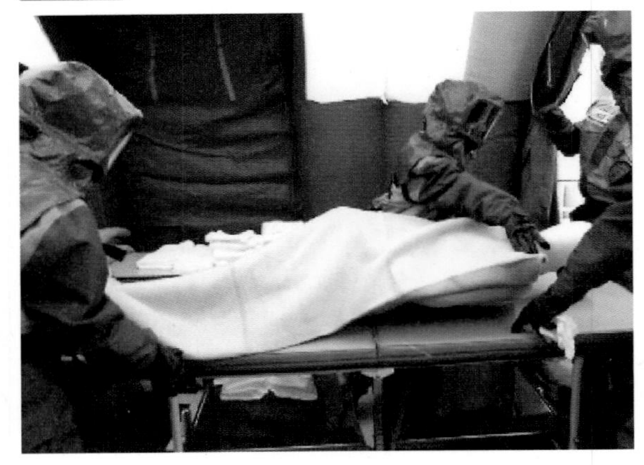

그림 58 제염 후 환자 분류 영역으로 이동

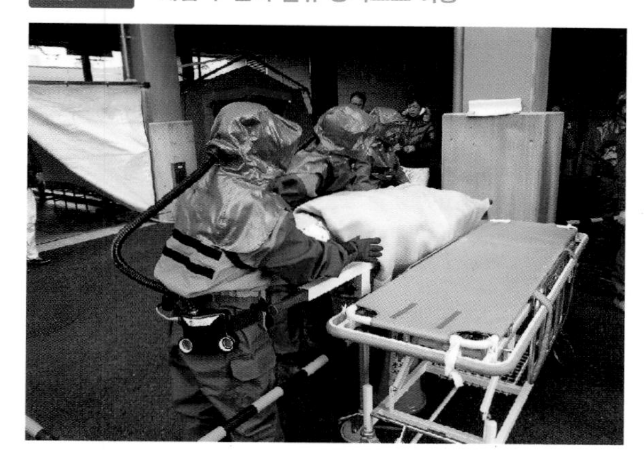

6_제염 중의 긴급처치

제염 중의 긴급처치에는 다음과 같은 것이 있다.

① 기관지 삽관을 포함한 기도 확보

② 경련 시 디아제팜 10mg 근육주사

③ 신경작용제 노출 판단(동공 축소, 분비항진, 섬유속연축)에 의한 황산아트로핀 1~2mg 근육주사

7_교대와 개인보호장구 탈의

1. 제염 작업에서는 반드시 교대가 필요하다.
2. 현장 책임자 또는 영역 책임자의 교대 신호와 함께 교대한다. 또한 작업 중에 어떤 문제가 발생했을 때도 책임자의 판단하에 똑같이 교대한다.
3. 탈의를 위한 개인보호장구의 세정은 제삼자가 한다.
4. 세정받는 사람은 두 팔을 45도 정도로 벌리고, 머리를 숙이며 우산처럼 자세를 취한다. 그 상태에서 제삼자가 샤워기를 이용해 머리 쪽에서부터 개인보호장구를 충분히 세척한다.
5. 세척 완료 후, 개인보호장구 탈의 전에 세 번째의 가장 바깥쪽 장갑을 벗은 다음, 5% 가정용 표백제로 두 번째 장갑을 세척하고 물로 씻는다. 이것을 3회 되풀이한다. 작업화도 똑같이 세정한다.
6. 탈의한 개인보호장구를 수납하는 비닐봉지의 입구를 넓게 펼치고, 중앙에 세운다. 옆에는 탈의를 한 후에 신을 신발을 준비한다.
7. 개인보호장구에 부착된 밀폐용 테이프를 전부 떼어낸다.
8. 두 번째 장갑을 벗는다.
9. 개인보호장구의 탈의는 53쪽 '3-1 탈의의 실제(보행이 가능한 경우)'와 같은 방법으로 바깥쪽을 말아 넣듯이 탈의한다. 순서는 후드를 분리하고, 중앙의 지퍼를 내리고, 양쪽 소매를 팔목 부근까지 벗긴다. 양 팔목을 빼지 않은 채로 몸판, 하반신 순으로 탈의를 진행하고, 작업화를 벗고, 양팔을 뺀다.
10. 마스크의 스트랩을 개방하고 마스크를 벗는다.
11. 탈의한 개인보호장구를 비닐봉지에 수납한다.
12. 세 번째 장갑을 벗는다.

13. 휴식과 수분 보충 후, 재차 제염 작업에 들어가는 경우에는 세정한 개인보호장구 또는 새 개인보호장구를 똑같이 장착하고 작업한다.

8_제염 영역(장소)의 제염

1. 원내 재해대책본부 또는 영역 책임자의 철수 신호와 함께 작업을 개시한다.
2. 제염 작업에 의해 오염되었다고 생각되는 장소와 도구를 다량의 물로 세정한다.
3. 특수한 제염제 및 중화제 등이 있으면 병행해 사용하는 경우도 있다.
4. 세정이 끝나면 개인보호장구 탈의 방법에 따라 탈의한다.

9_특수한 제염 방법

a_닦아내는 제염의 실제(핵, 방사선, 테러, 재해)

1. 명확하게 피부 오염이 확인된 경우에는 탈의실에서 닦아낸다.
2. 그 후에는 건식제염에 준한다(55쪽 참조).

b_제염 전 환자 분류에서 방사선이 검출된 경우(핵, 방사선, 테러, 재해) → 제염의 최종 단계에서 방사선 검출 검사를 실시한다.

1. 국소에서 방사선이 검출되지 않는 경우: 제염 후 환자 분류로 이동한다.
2. 개방창 등으로 인해 충분한 제염이 실시되지 않고, 국소에서 방사선이 검출된 경우: 국소를 닦아내는 제염을 실시하며, 국소의 방사선 오염부를 덮어서(피복재, 랩, 거즈 등으로 덮고 붕대 등으로 잘 감는다) 오염 확대를 방지하고, 제염 후 환자 분류로 이동한다. 환자 분류 및 검진 결과 신속한 치료가 필요하다고 판단되면 이것을 우선적으로 실시한다. 우선 치료가 불필요한 경우나 우선 치료 완료 후에는 양생 등 오염 확대 방지 준비가 끝난 방에서 국소 방사선 오염 부위를 충분히 마취해 다량의 생리식염수로 세정하고, 괴사한 오염 조직의 제거 등을 실시함으로써 제염한다.
3. 방사선원의 가능성이 있는 금속 파편이 박혀 있으며 쉽게 제거할 수 있는 경우에는 제거한다. 제거된 이물질의 관리에는 주의를 요한다.

제7장

제염 후 환자 분류

[목적과 포인트]

- 제염이 종료된 환자에 대한 치료의 우선순위를 판단하는 것이다.
- START식 환자 분류를 기본으로 하고 있으나, 시안이나 신경작용제의 경우에는 호흡 정지가 일어나더라도 길항제의 사용으로 상태가 개선될 가능성이 있기 때문에 치명적인 외상환자가 아닌 이상 쉽게 '흑색'으로 판단하지 않도록 한다.

1 준비

1_인원

1. 제염 후 환자 분류에는 책임자 1명, 실시자 1~2명을 배치한다.
2. 영역 내 이송 요원(개인보호장구 비착용)은 3~4명을 배치한다.
3. 환자 분류 후에 환자를 각 환자 분류 구분(적색, 황색, 녹색, 흑색)의 영역 내로 이동시키기 위한 이송 요원도 필요한 수만큼 대기시킨다.

2_장비와 도구

1. 제염 후에 실시하므로 개인보호장구를 착용할 필요는 없다. 단, 외상환자의 혈액, 체액 등으로 오염되지 않도록 표준 예방책에 준하는 마스크 및 장갑 등의 착용은 필요하다.
2. 체온 저하를 방지하기 위해 담요 등을 준비해둔다.
3. 신경작용제의 경우는 신속한 치료가 필요하기 때문에 아래와 같은 심폐소생술을 위한 치료 도구 세트를 바로 사용할 수 있도록 준비해둘 필요가 있다.
   ① 해독제 및 길항제
   - 신경작용제 → 황산아트로핀
   - 경련 → 디아제팜

   ② 기도 확보
   - 기관지 삽관
   - 외과적 기도 확보

   ③ 호흡
   - 백밸브마스크(BVM) 또는 잭슨리스회로
   - 산소

3_장소 설정

1. 제염 후 환자 분류 영역부터는 '안전지역'이다.
2. 각 환자 분류 구분(적색, 황색, 녹색, 흑색)을 위한 동선을 확보해둔다.

2 절차

1_환자 이송

제염구역에서 옮겨져 오는 환자를 받는다. 이때 안전지역 내에서 제염 작업을 한 스태프는 들어오지 않도록 한다. 또한 제염 후 환자 분류 스태프가 경계지역에 들어오지 않도록 유의한다(그림 59).

그림 59 제염 영역에서의 환자 전달

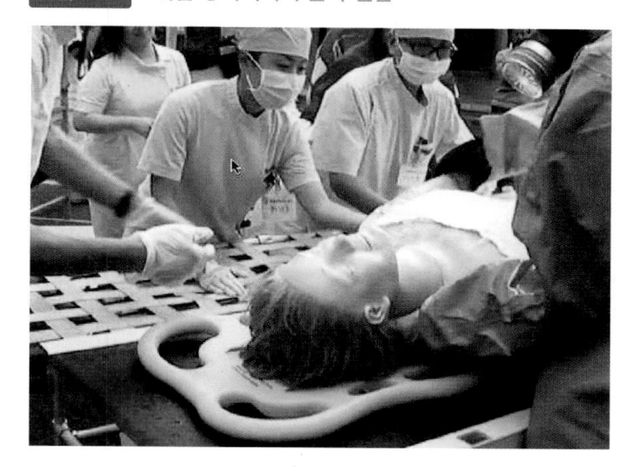

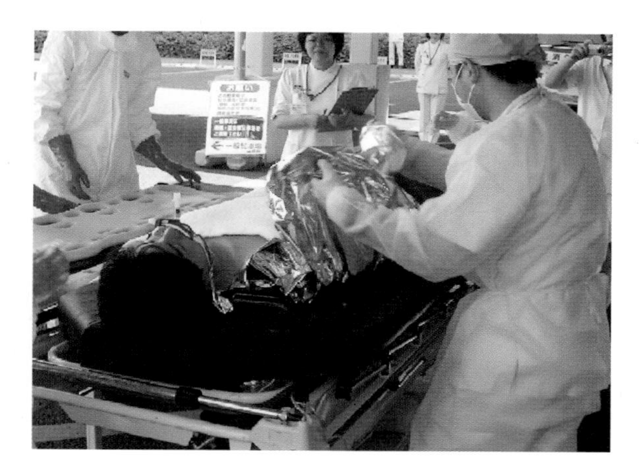

2_환자 분류

1. 환자가 걸을 수 있고, 화생방에 의한 증상이 인정되지 않은 경우에는 '녹색'으로 한다. 걸을 수 없거나 화생방에 의한 증상이 의심되면 다음으로 진행한다.
2. 호흡이 없는 경우에는 즉시 기도 확보를 한다.
   1) 기도 확보를 해도 호흡이 없는 경우
      ① 소생이 힘들다고 생각되는 중증외상을 인정한 경우 '흑색'으로 한다.
      ② 그 밖의 경우에는 '적색'으로 판정하고, 인공호흡을 실시함과 동시에 신경작용제가 의심되는 소견이 없는지 확인해, 필요에 따라 해독제 및 길항제를 투여한다(이 점이 일반적인 START식 환자 분류와 다르다).
3. 호흡이 확인되면 호흡수로 다음과 같은 판정을 한다.
   1) 호흡수가 분당 9회 이하, 혹은 30회 이상이면 '적색'으로 판정한다.
   2) 호흡수가 분당 10회에서 29회이면 다음으로 진행한다.
4. 모세혈관 재충만 시간을 측정한다. 한랭지 등에서 모세혈관 재충만 시간을 신뢰할 수 없다고 생각되는 경우에는 요골동맥의 촉지를 실시한다.
   1) 재충만 시간이 2초를 넘기거나 요골동맥이 촉지되지 않을 경우에는 '적색'으로 판정한다.
   2) 재충만 시간이 2초 이하이거나 요골동맥이 촉지되면 다음으로 진행한다.
5. 간단한 명령의 준수 여부를 확인한다.
   1) 명령에 따르지 않으면 '적색'으로 판정한다.
   2) 명령에 따르면 '황색'으로 판정한다.

그림 60 제염 후 환자 분류

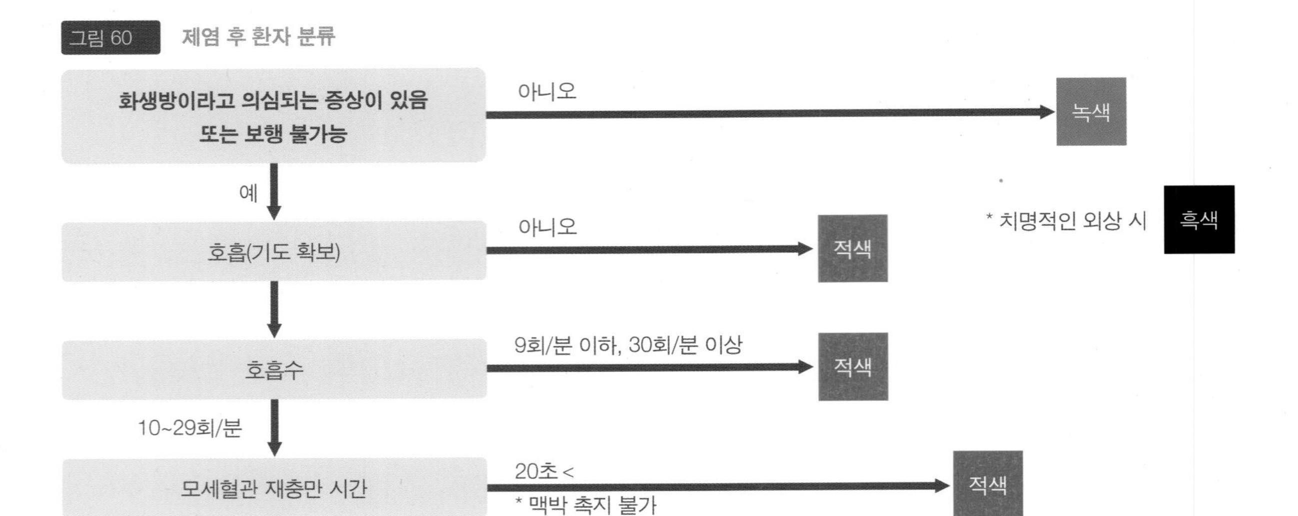

제8장

평가와 진료

[목적과 포인트]

일차평가(primary survey: PS)

- 생리학적 위기를 탐지해 소생한다(바이탈사인의 안정화).
- 화생방테러 및 화생방재해 환자 특유의 병태인 CN-N(시안, 신경작용제)을 인지하고, 적절한 소생 및 길항제를 투여한다.

이차평가(secondary survey: SS)

- 노출 원인 물질을 추정하면서 상세하게 신체를 관찰, 검사, 처치한다.
- 화생방 각 원인의 특성을 염두에 두고, 상세한 재해 발생 상황 파악과 함께 신체 관찰을 통해 원인별 대처를 실시한다.

1 준비

1_장소 설정

1. 진료 장소는 원내 재해 대응 매뉴얼에 준한다.
2. 구분 I(적색), 구분 II(황색), 구분 III(녹색), 구분 0(흑색) 영역을 설정한다. 이때 배려해야 할 것은 아래와 같다.
   1) 제염 후 환자 분류부터의 동선
   2) 붐비기 쉬운 X선 촬영실, 수술실, 혈관조영실과의 동선이 교차되지 않고 원활하게 진행되는지 아닌지를 확인한다.

2_인원(스태프) 배치

1. 진료 영역 책임자 1명, 보좌역 1~2명
2. 사무직원 수 명
3. 진료 의료팀(의사, 간호사): 기본적으로는 원내 재해 대응 매뉴얼에 준한다.
   1) 구분 I(적색) 영역: (의사 1명+간호사 2명)×2팀 이상
   2) 구분 II(황색) 영역: 의사 1명+간호사 2명 이상
   3) 구분 III(녹색) 영역: 의사 1명, 간호사 수 명

3_장비와 도구

1. 개인보호장구는 불필요하다. 표준예방조치에 준해 피부를 노출시키지 않도록 유의한다.
2. 외과용 마스크, 고글, 가운, 비닐 앞치마, 일회용 장갑, 일회용 모자
3. 일상적인 진료 기자재에 추가해 아래의 물품을 준비한다.
4. 화이트보드, 확성기
5. 필기도구, 가위, 밀폐용 비닐봉지, 포장 테이프, 폐기물 통

6. 통신 기기(무선, 원내 방송 등): 본부, 병동, 수술실, 방사선과 등과 연락
7. 일반진료 기자재
8. 특수약제(PAM, 황산아트로핀 등)

2 절차와 주의점

1_접수

1. 진료 책임자는 역할 분담을 한다.
2. 진료 책임자는 진료 영역의 장소를 설정하고, 기자재를 확인한다.
3. 침상을 준비한다.
4. 제염 완료 환자를 경계선까지 마중 나간다.

2_일차평가

a. 일차인상

1. 외상진료의 일차인상(ABCD 평가)* 이외에도, PSPS**의 유무를 보고 CN-N을 빠르게 찾는다.

b. 상세한 ABCDE 접근(일반 외상진료 순서에 추가적 적용)

1. **A**irway: 기도 관리
   1) 필요시 기관지 삽관. 분비가 많은 경우는 신경작용제를 의심하고, 흡인 및 황산아트로핀 1~2mg 근육주사
2. **B**reathing: 호흡의 평가와 안정화
   1) 경부와 흉부 관찰, 산소 투여, 흉부 X선
   2) SpO_2 저하가 없는 호흡곤란에서는 시안을 의심하고, 기관지 삽관 및 100% 산소 투여
3. **C**irculation: 순환의 평가와 안정화
   1) 피부소견, 맥박 촉지, 수액로 확보 및 수액
4. **D**ysfunction of CNS: 중추신경의 평가와 안정화
   1) 의식 레벨 확인, 동공 소견
   2) 경련 조절에는 디아제팜 5mg을 정맥주사 또는 10mg을 근육주사로 투여
   3) 동공 정상, 분비항진 없음, 섬유속연축이 없는 경련일 때는 시안 중독을 의심한다.
5. **E**xposure and environmental control: 제염 후의 의류 제거와 주변 환경 관리
   1) 외상의 합병, 피부병변 평가, 보온
   2) 긴급을 요하는 시안이 의심되면 이차평가의 최초 확정을 위한 정보 수집에 노력한다.

---

* 기도(A), 호흡(B), 순환(C), 의식(D)을 빠르게 15초 정도로 평가하는 수순이다.
** 동공 축소(P), 콧물 등의 분비항진(S), 폐와 호흡(P), 피부 및 근육 소견(S)

3_이차평가

1단계: 긴급하게 CN 확인

일차평가 중 시안의 중독이 의심되면 신속하게 다음을 실행한다.

1. 동맥과 정맥의 혈액가스 분석(설명할 수 없는 젖산 산성 혈액증, 정맥혈중 고산소 분압)
2. 정보 수집(현장 물질간이검지 결과, 일본중독정보센터 등)
3. 그 결과가 확정적이라고 판단한 경우에는 급히 길항제를 투여한다. 시안 중독에 대한 길항제 투여는 5단계 참조.

2단계: ISAMPLE

1. **I**nformation: 정보(현장, 중독정보센터)

'화생방테러 현지 관계기관 연대 모델'에 기초를 둔 소방본부를 통해 현지의 물질검지 정보, 일본중독정보센터의 정보를 수집하고 총괄해 평가 및 진료를 한다. 또한 환자를 진료한 결과로 얻은 임상 정보를 소방본부 및 일본중독정보센터에 피드백한다.

※ 각 의사, 기관의 문의에 의한 회선 정체에 주의한다.

[옮긴이] 한국은 화학물질안전원과 정보를 주고받는다.

2. **S**ymptoms: 자각증상
3. **A**nalysis, **A**ntidote and **A**llergy: 분석 결과, 해독제, 알레르기력
4. **M**eal: 최종 식사 시간
5. **P**lace: 어디에서?
6. **L**ast action: 언제, 무엇을 했는가?
7. **E**vent: 어떠한 상태에서 노출되었는가?

3단계: 물질 특정과 관찰

1. 어떤 상황에서 노출이 의심되는 경우[표 2(22쪽)의 상황을 본 경우, 화생방테러 및 화생방재해가 의심되는 경우]
2. 동공(P), 분비(S), 호흡 및 폐(P), 피부(S)를 체크: 어떠한 물질과도 일치하지 않는 경우, PSPS의 양성 소견을 중시해 복수의 물질 노출을 고려한다(표 8).

4단계: 검사 소견, 기타

1. 신경작용제: 혈청 콜린에스테라제(ChE) 저하
2. 시안화합물: 설명할 수 없는 젖산 산성 혈액증, 정맥혈중 고산소 분압
3. 수포작용제
   - 머스터드: 접촉 시 통증 없음
   - 루이사이트: 접촉 시 통증 있음
   - 포스겐옥심: 접촉 시 통증 있음
4. 방사선(급성 방사선증)
   - 전구증상(메스꺼움·구토, 설사, 두통, 의식장애, 발열)(피폭 직후. 이후에는 소실한다)
   - 림프구 수 감소(피폭 2시간 후부터)

표 8 체크리스트(작용제와 증상)

		신경작용제	시안(CN)	질식작용제	수포작용제	최루제	핵(nuclear: N)	보툴리누스
동공 (P)	동공 축소	○			(○)			
	동공 산대		(○)					
	결막염, 충혈			○	○	○		
분비 (S)	항진	○			(○)			
	유루			○		○		
호흡 (P)	빈호흡	(○)	○	○		○		
	감소		(○)					
	SpO_2 저하	○	×	○				○
피부 (S)	다한	○			(○)			○
	미란 및 수포				○			
	발적, 홍반				○		○	
	선홍색		○					
	노출부 작열감					○		
	섬유속연축	○						

[옮긴이] '○' 의심됨, '(○)' 확실함, '×' 없음.

5단계: 특이적 치료

1. 신경작용제
    - 황산아트로핀 2~4mg을 근육주사
    - 분비가 안정될 때까지 3~5분마다 반복
    - PAM 1g: 20분 이상에 걸쳐 정맥주사
2. 시안화합물
    - 히드록소코발라민 5g+주사용 증류수 100ml를 정맥주사(시아노키트)
    - 노출 직후라면 아질산아밀 흡입을 5분마다 5~6회
    - 3% 아질산나트륨 10ml를 5~15분에 걸쳐 정맥주사
    - 10% 치오황산나트륨 125ml를 10분 이상 걸쳐 정맥주사
3. 수포작용제: 루이사이트이면 BAL 2~4mg/kg을 4~12시간마다 근육주사로 고려한다.
4. 질식작용제: 특별히 없음.
5. 급성 방사선증: 특별한 치료 없음. 동반 가능성이 있는 외상 등의 치료를 우선한다.
6. 방사성 물질 오염: 동반 가능성이 있는 외상 등의 치료를 우선한다. 안정화 후에는 국소제염, 아래의 킬레이트제 투여를 고려한다.

체내에 섭취된 방사성 물질을 체외로 배설하기 위한 킬레이트제

① 방사성요오드: 요오드화칼륨(50mg 정) 150~300mg/일을 7~14일간 복용: 4시간 이내에 복용해야 하며, 12시간 이후에는 효과 없음

② 우라늄: 탄산수소나트륨 250ml로 요의 pH를 7.5~8로 유지

③ 방사성스트론튬: 수산화알루미늄겔 60~100ml를 복용

④ 트리튬: 강제적으로 수분을 보충해 희석

(※ 이하의 물질은 일본에서는 미승인된 것으로, 방사선의학연구소에 비치되어 있다.)

⑤ 플루토늄, 우라늄: DTPA(디에틸렌트리아민 펜타아세트산)을 1시간 이내에 사용. 1g의 Ca-DTPA를 100ml의 생리식염수 또는 5% 포도당으로 희석해 30분간 정맥 투여. 뇨중의 바이오 분석으로 검출되면, 원칙적으로 5일간 1일 1회의 Ca-DTPA 또는 Zn-DTPA를 연속 투여한다.

⑥ 세슘: 프러시안 블루 1g을 물과 함께 1일 3회를 3주 동안 복용

6단계: 상세한 외상 치료

외상의 경우 세밀한 전신 관찰과 근본치료를 실시한다.

참고 화생방(CBRNE)별 특성

- **C(chemical):** 2제 3제로 여러 화학물질을 섞어 살포될 가능성을 항상 염두에 둔다. 이 경우에는 PSPS 체크리스트(표 8)의 양성 소견을 중시해 복수의 범주에 해당하는 가능성을 고려한다. 바이탈사인(ABCD), 전신 상태의 안정화에 노력하면서 진행한다.
- **B(biological):** R 또는 N과 마찬가지로 노출 직후에 발병하는 것은 드물며, 발병 후에는 일반적인 감염증 대응이 된다. 예외적으로 보툴리누스 독소의 노출로 호흡 부전이 발생한 경우에는 일차평가에서 기도 확보와 인공호흡 대응으로 생명 유지가 가능하다.
- **R(radiological):** 피폭에 의한 초기 증상이 없는 경우가 많으므로, 방사성 물질의 살포 예고가 없다면 좀처럼 눈치채기 어렵다. 방사성 물질을 널리 살포하는 것을 목적으로 폭발물에 혼입하는 이른바 더티밤(dirty bomb)이 있다. 소규모 폭발 시 상기할 필요가 있다. 검지와 제염 후에는 일본외상초기진료 가이드라인(Japan Advanced Trauma Evaluation and Care: JATEC)에 준한 이차평가도 시행한다. 수 종(種)의 방사성 물질에 대해서는 체외로 배출하기 위한 킬레이트제가 존재하지만, 통상 C제에 대한 길항제에 비해 일각을 다툴 만큼 긴급성이 높은 것은 아니다.
- **N(nuclear):** 방사성 물질 노출과 동일하게, 노출 직후에는 증상이 없으며 판별이 곤란한 경우가 많다. 핵무기의 경우에는 폭발 에너지와 열에너지가 크고, 심각한 외상이나 화상을 입는 경우가 많기 때문에 피폭 레벨의 검지 결과에 따라 제염보다 JATEC에 준한 외상 처리가 우선시될 때도 있다.
- **E(explosive):** 이경(耳鏡)을 이용한 검사를 먼저 실시해 고막 손상의 유무를 확인한다. 고막 손상이 없어도 설명할 수 없는 SpO_2 저하가 있을 경우에는 '폭발 기인성 폐손상'을 의심하고 관찰을 계속한다. 외견 소견이 경미 또는 없음이라도 '천공성 손상' 등이 존재하는 경우가 있으므로 주의를 요한다. C제 또는 R의 혼입에 주의하면서 JATEC에 준한 외상 진료가 요구된다.

제9장

필요 장비와 도구 리스트,
필요 인원 리스트

설치 장소		요원 수	
장비와 도구	필요 수량	배속 장소	직종(의사, 간호사, 사무직원, 기타)
출입구 통제			
개인보호장구(PPE)(레벨 C 2벌×출입구 수)	4벌		사무직원 외 3명(PPE 착용)
반사판이 붙은 조끼(2벌×출입구 수)	4벌		사무직원 외 10명(PPE 불필요)
안내봉(1개×출입구 수)	2개		
알림판, 안내, 안내용 표식	3장		
휴대용 무선 통신기	1세트		
삼각콘, 파일론	20개		
안전 표시 테이프	100m		
안내용 녹음기	1대		
확성기	2대		
화이트보드	2장		
조명 설비(야간)	1세트		
제염 전 환자 분류 영역			
표면 오염 측정기(서베이미터)	1대		의사 2명(PPE 착용)
선량율 측정기(공간선량계)	1대		간호사 1명(PPE 착용)
개인 경보선량계(알람형 포켓선량계)	2개		사무직원 외 4명(이송 요원, PPE 착용)
개인보호장구(레벨 C)	8벌		
간이호흡 보호구(환자용)	50개		
화이트보드	1개		
확성기	1대		
알림판, 안내, 안내용 표식	1개		
치료약(황산아트로핀)	3세트		
제염 영역			
표면 오염 측정기(서베이미터)	4대	보행 가능 탈의	사무직원 외 1명(여1, PPE 착용)
선량율 측정기(공간선량계)	1대		
개인 경보선량계(알람형 포켓선량계)	10개	누운 채로 탈의	의사 1명(PPE 착용), 간호사 1명(PPE 착용), 사무직원 외 3명(이송, PPE 착용)
개인보호장구(레벨 C)	10벌		
일회용 옷(환자용)	100인분		
일회용 신발(환자용)	100인분	보행 가능 습식제염	사무직원 외 2명(남녀 각 1명, PPE 착용)
큰 수건	300장		
수건	500장	누운 채로 습식제염	의사 1명(PPE 착용), 간호사1명(PPE 착용), 사무직원 외 2명(PPE 착용)
보온용 담요	100장		
액체 비누	적당량		
스펀지	적당량	보행 가능 착의	사무직원 외 1명(여1, PPE 착용)
안내 설명 게시판	20개		
제염 샤워 시스템	2열	누운 채로 착의	사무직원 외 3명(이송 겸직, PPE 착용)
예: 프라이버시 박스	4열		
		방사선 검지 시	방사선기사 5명

설치 장소			요원 수	
장비와 도구		**필요 수량**	**배속 장소**	**직종(의사, 간호사, 사무직원, 기타)**
장갑	최내측용	100켤레		
	최외측용	100켤레		
백보드		6개		
들것		2대		
이송 환자 이동용 롤러대		3대		
기관튜브 고정구(토머스 홀더)		10개		
방수시계		2개		
발판		10개		
(※ 야외 상설 샤워 설비 공사 비용)		1		
정보 전달용 화이트보드		6개		
비닐봉지		300장		
전선 릴		적당량		
난방 기구		적당량		
벽걸이 시계		4개		
위험물 폐기용 쓰레기통		대형 30개		
의약품	황산아트로핀	3세트		
	디아제팜	3A		
	주사기, 주삿바늘	3세트		
기도 관리 도구	백밸브마스크(BVM)	2세트		
	후두경	2세트		
	기관튜브	각 사이즈 2개		
	앞치마	2벌		
	주사기	2개		
	산소봄베	2개		
온도계		5개		
안내용 테이프레코더		2대		
가위(의류 재단용)		20개		
제염 후 환자 분류 영역				
환자 분류 태그		200개	의사 1명(PPE 불필요)	
기도 관리 도구	백밸브마스크	1세트	간호사 1명(PPE 불필요)	
	후두경	1세트	사무직원 외 4명(이송 요원, PPE 불필요)	
	기관튜브	각 사이즈 2개		
	스타일렛(탐침)	1벌		
	주사기	1개		
	산소봄베	1개		
의약품	황산아트로핀	3세트		
	디아제팜	3A		
	주사기, 주삿바늘	3세트		

설치 장소		요원 수	
장비와 도구	필요 수량	배속 장소	직종(의사, 간호사, 사무직원, 기타)
진료 영역			
표준예방책	20세트	책임자: 의사 1명(PPE 불필요)	
화이트보드	3개	보좌: 의사 2명(PPE 불필요)	
확성기	2개	적색: 의사 2명(PPE 불필요), 간호사 4명(PPE 불필요), 사무직원 외 3팀	
소형 무전기		황색: 의사 1명(PPE 불필요), 간호사 2명(PPE 불필요)	
재해용 카트		녹색: 의사 1명(PPE 불필요), 간호사 수 명(PPE 불필요)	
특수약제	3세트		

원내 업무: 임상검사기사 58명, 약제사 5명

부록

화생방테러 및 화생방재해 환자에 대한 안내 게시판

당신은 지금 오염물에 의해
생명이 위험한 상태일 수 있습니다

한시라도 빨리
탈의 및 제염이 필요합니다

직원 및 표시에 따라서 당황하지 말고 행동해주십시오
자세한 내용은 직원에게 문의 바랍니다

① 탈의

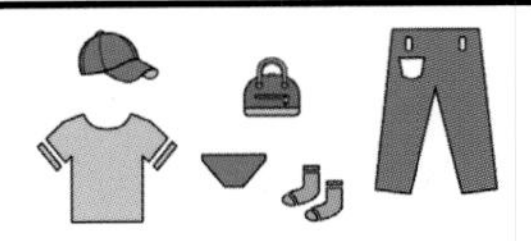

1. 의류를 벗어주세요.
2. 일회용 옷을 입어주세요.
3. 물건과 의복은 비닐봉지에 넣고, 비닐봉지에는 이름을 기재해서 위험물 박스에 넣어주세요. 안전 확보를 위해 일시적으로 보관합니다.
4. 귀중품(지갑, 휴대폰 등)은 비닐봉지에 넣어서 휴대 바랍니다. 안전을 위해 직원의 안내가 있기 전까지는 열지 않도록 합니다.

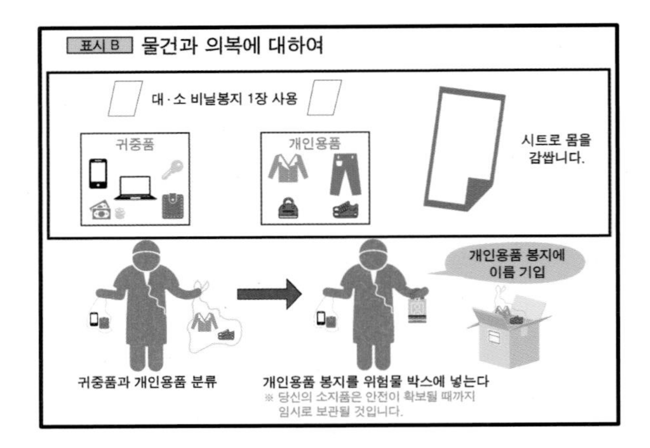

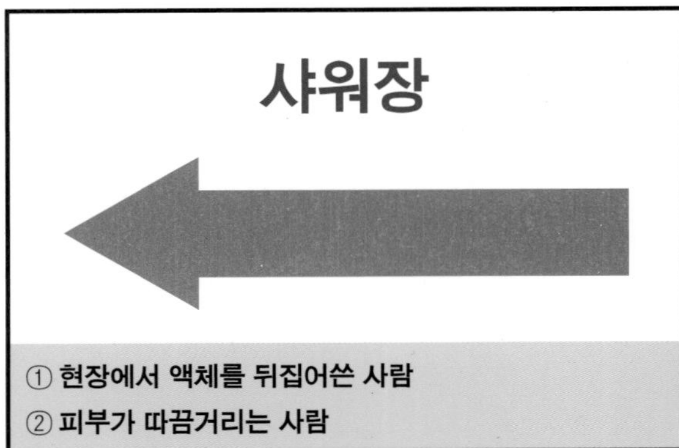

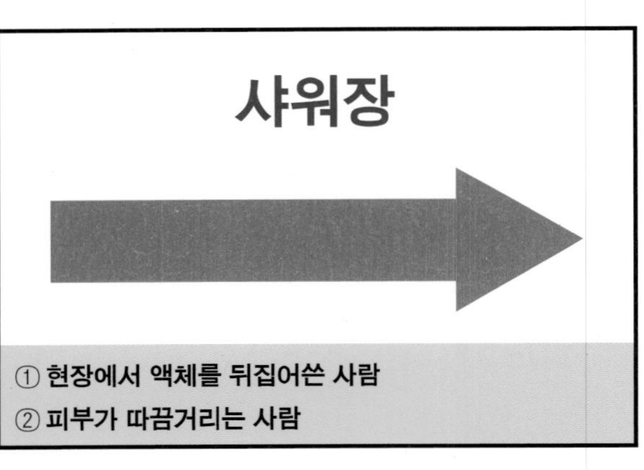

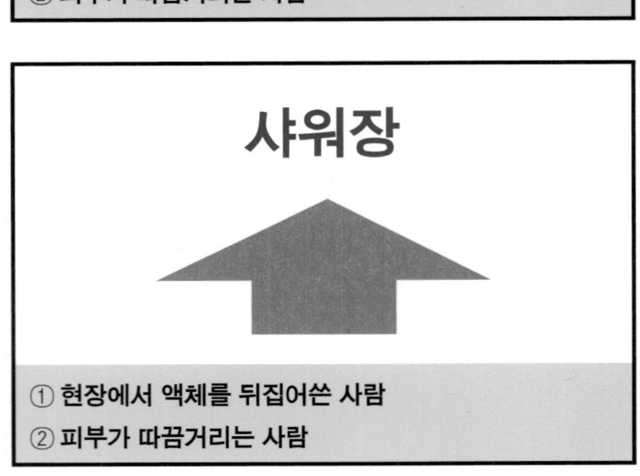

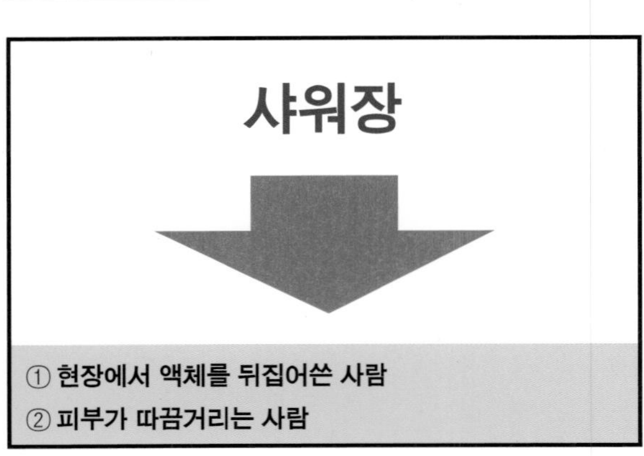

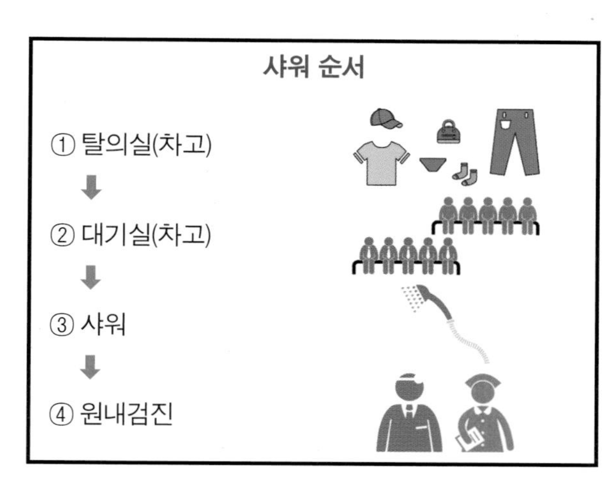

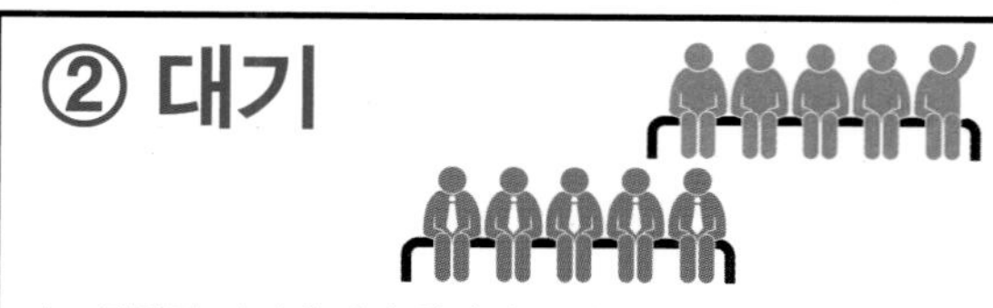

1. 직원의 지시에 따라 차례대로 앉습니다.
2. 몸이 불편한 느낌이 들거나 증상에 변화가 느껴지시는 분은 움직이지 말고 손을 들어 알려주세요.
3. 한기가 느껴지시는 분은 직원에게 알려주세요.
3. 안전 확보를 위해 귀중품 봉지는 열지 마세요.
4. 샤워(제염) 순서 유도 시에는 뛰지 말고 지시에 따라 진행해주세요.

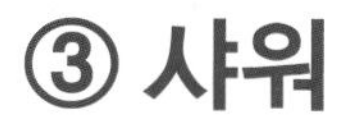

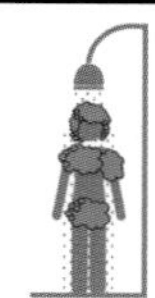

1. 머리에서 발까지 2회, 3분 나누어서 씻습니다.
2. 샤워 도중에 직원이 말을 걸면 질문 및 요청 사항을 말씀해주세요.
3. 안경 및 시계 부착물도 세척합니다.
4. 귀중품 봉지는 열지 않고 그대로 세척합니다.

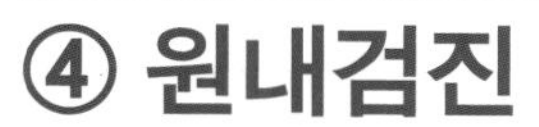

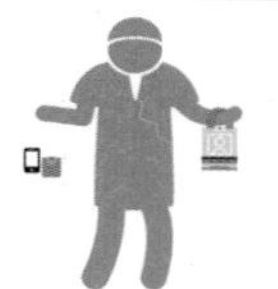

1. 샤워 후 물기는 수건으로 잘 닦습니다.
2. 모포로 몸을 감싸고 샌들을 신습니다.
3. 직원의 지시에 따라 천천히 진행합니다.
4. 원내에서 접수 후, 진찰을 받습니다.

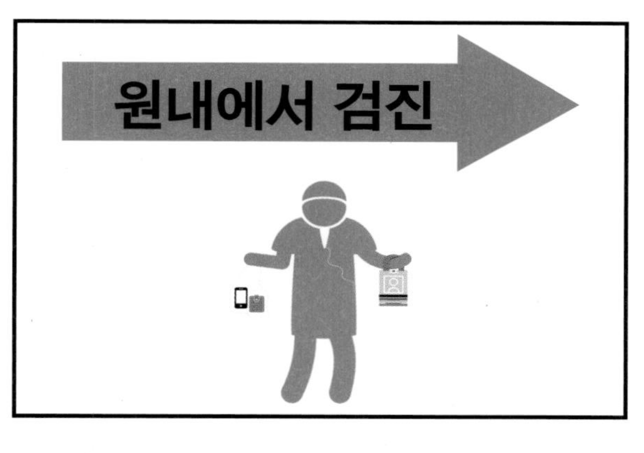

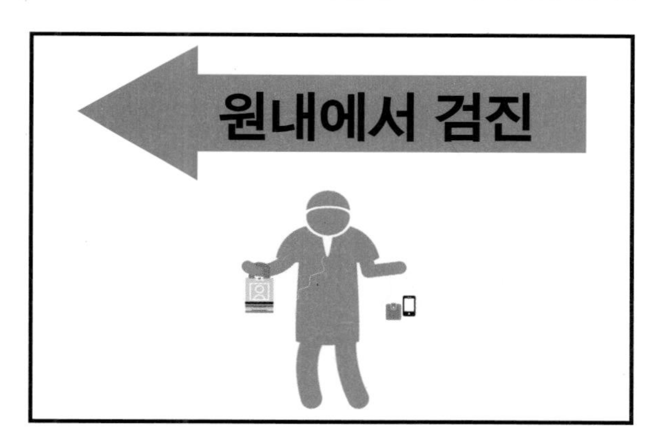

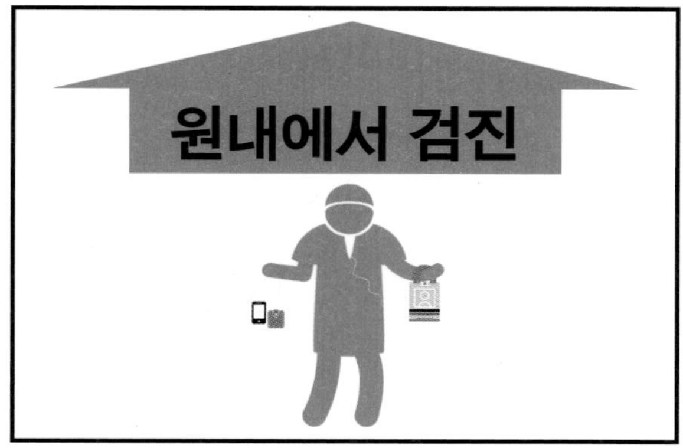

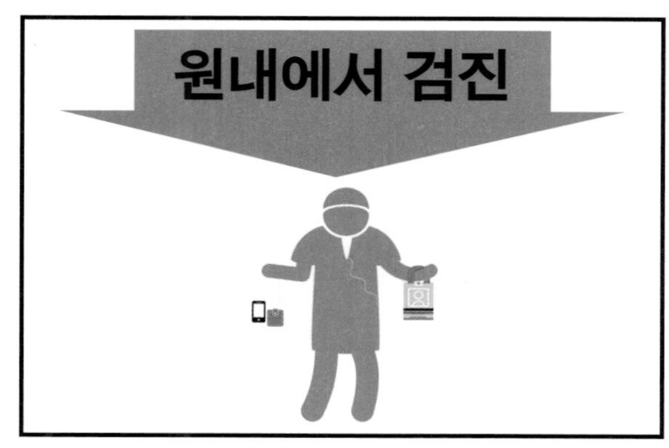

You may be in a life-threatening condition due to contamination.

You must take off your clothes and wash your body immediately.

Do not panic, follow signs or instructions by staff.
Please ask staff for details.

① Undressing

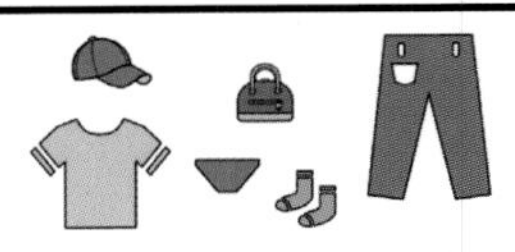

1. Please take off your clothes.
2. Cover your body with paper sheets.
3. Please put your bags, clothes and shoes in a plastic bag and then place it in the hazardous materials box. We will store them temporarily for safety confirmation.
4. Please put any valuables(wallet, cell phones etc.) in a plastic bag and keep it with you. For safety, please be careful not to open the bag until you are instructed to do so by staff.

Sign B Clothing and Belongings

Use one large/small plastic bag

Valuable

Personal

Wrap your body with a sheet

Slick the first tag on the box

Separate valuables and personal items

Place your personal items in the hazardous materials box
※ Your items will be stored temporarily until safety confirmation is received.

People who need to take a shower

① People exposed to liquid on site
② People with skin irritation

People who need to take a shower

① People exposed to liquid on site
② People with skin irritation

People who need to take a shower

① People exposed to liquid on site
② People with skin irritation

People who need to take a shower

① People exposed to liquid on site
② People with skin irritation

Route for people taking a shower

① Changing room

⬇

② Waiting room

⬇

③ Shower

⬇

④ In-house medical

② Waiting area

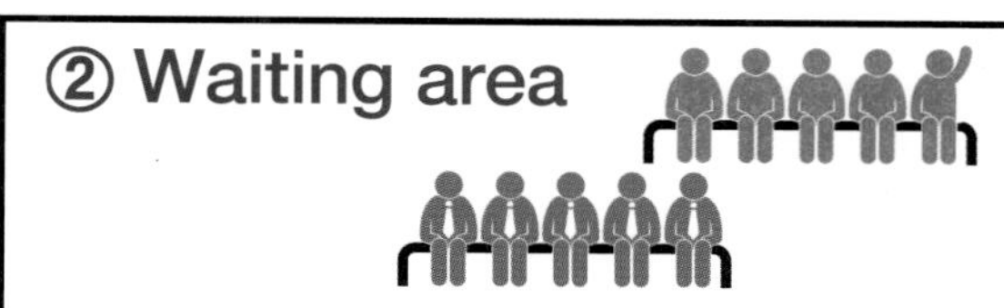

1. Please sit down in order.
2. Please tell us if you feel ill or something unpleasant symptom.
3. Please tell us if you feel a chill.
4. For your safety do not open the plastic bag containing your valuables.
5. When your turn comes please don't rush to the shower and follow the directions from our staff.

③ Shower

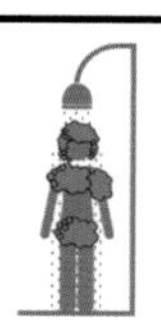

1. Run water down from head to toe and **wash 2 times for 3 minutes**.
2. During the shower, staff will call you. Please inform them if there is anything you want to ask or tell.
3. Please wash everything you are wearing including your watch and glasses.
4. Please also wash the plastic bag containing your valuables as is without opening it.

④ In-house medical examination

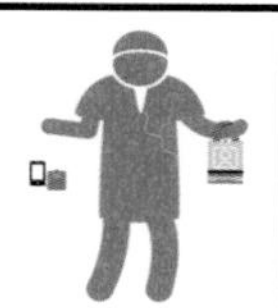

1. After taking a shower, please dry yourself well with a bath towel.
2. Please wrap your body with a cotton blanket and wear sandals.
3. Please proceed following instructions from staff.
4. After completing the in-house procedures required, please see a doctor.

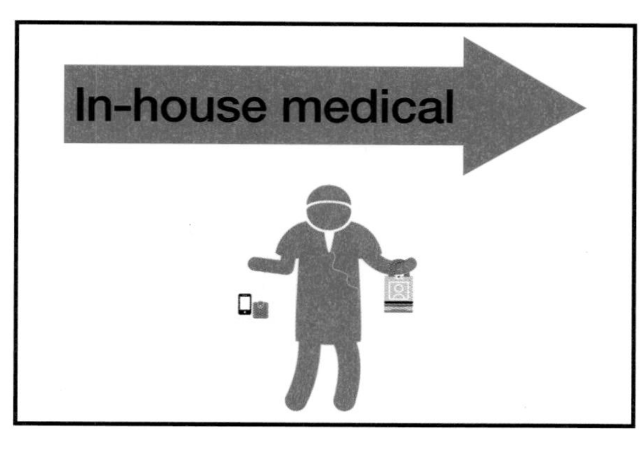

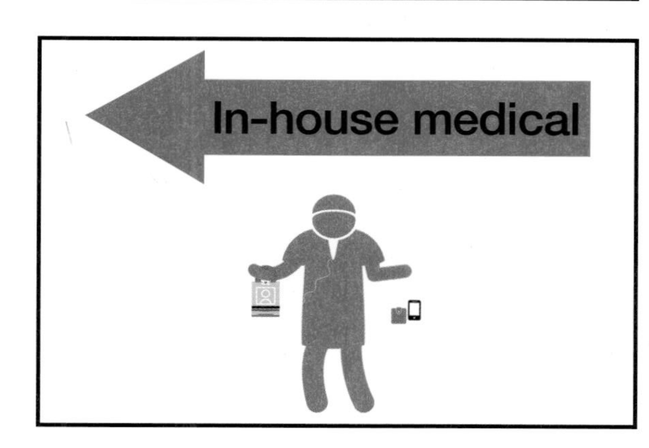

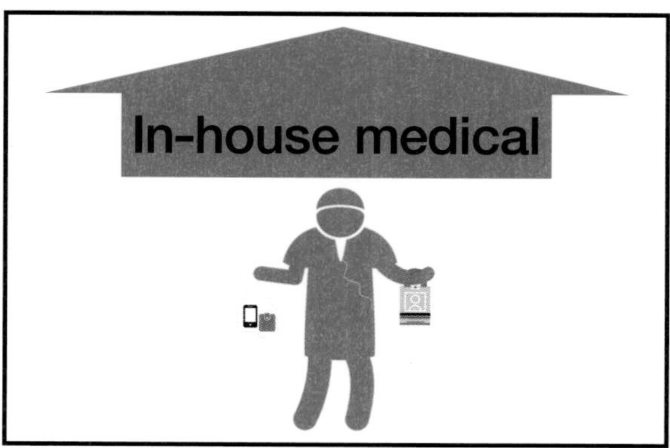

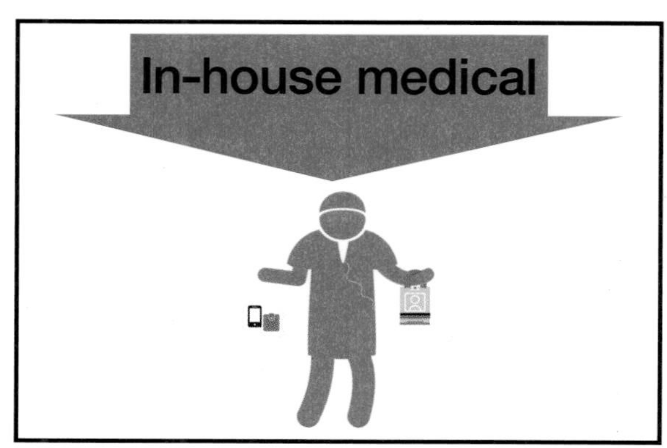

찾아보기

지은이(집필순)

오토모 야스히로(大友康裕) 책임 편저자, 도쿄의과치과대학 대학원 의치학종합연구과 구급재해의학 교수

나카노 미노루(中野實) 마에바시적십자병원 고도구명구급센터장, 집중치료과 부장, 구급과 부장

아난 히데아키(阿南英明) 후지사와시민병원 구명구급센터 부센터장

혼마 마사토(本間正人) 조치대학 의학부 구급재해의학 교수

고이도 유이치(小井土雄一) 독립행정법인 국립기구재해의료센터 임상연구부 부장

곤도 히사요시(近藤久禎) 독립행정법인 국립기구재해의료센터 임상연구부 정책의료기획연구실 실장, 교육연수실 실장

가쓰미 아쓰시(勝見敦) 무사시노적십자병원 구명구급센터 부센터장

모리노 가즈마(森野一眞) 야마가타현립중앙병원 구명구급센터 진료부 부장

도미오카 조지(富岡譲二) 의료법인재단 지유카이(池友會) 구급반송시스템부 부장, 겐카이헬리클리닉(玄海ヘリクリニック) 소장

후세 아키라(布施明) 일본의과대학 부속병원 고도구명구급센터 강사

오쿠무라 도루(奧村徹) 사가대학 의학부 위기관리의학 교수

사토 가즈히코(佐藤和彦) 독립행정법인 국립기구 가스미가우라의료센터, 중앙재료실 간호사장

옮긴이

최성용(책임역자) 전 순천향대학교구미병원 환경보건센터 사무국장, 현 바이오헬스코리아주식회사 대표

이지호(교신역자) 울산대학교병원 직업환경의학과 교수

최욱진 울산대학교병원 응급의학과 교수

우극현 순천향대학교구미병원 직업환경의학과 교수, 환경보건센터장

문재동 화순전남대학교병원 직업환경의학과 교수

안연순 연세대학교원주캠퍼스 의과대학 예방의학교실 교수

김수영 을지대학교대전병원 직업환경의학과 교수

윤성용 순천향대학교구미병원 직업환경의학과 교수

한울아카데미 2152

구급의료기관을 위한 화생방테러 긴급대응 표준매뉴얼

엮은이 후생노동과학연구사업 '건강위기관리의 효과적인 의료체제의 방향에 관한 연구'반

지은이 오토모 야스히로, 나카노 미노루, 아난 히데아키, 혼마 마사토, 고이도 유이치, 곤도 히사요시, 가쓰미 아쓰시, 모리노 가즈마, 도미오카 조지, 후세 아키라, 오쿠무라 도루, 사토 가즈히코

옮긴이 최성용, 이지호, 최욱진, 우극현, 문재동, 안연순, 김수영, 윤성용

펴낸이 김종수 | **펴낸곳** 한울엠플러스(주) | **편집책임** 최규선 | **편집** 임혜정

초판 1쇄 인쇄 2019년 5월 10일

초판 1쇄 발행 2019년 5월 24일

주소 10881 경기도 파주시 광인사길 153 한울시소빌딩 3층

전화 031-955-0655 | **팩스** 031-955-0656 | **홈페이지** www.hanulmplus.kr

등록번호 제460-2015-000143호

Printed in Korea.

ISBN 978-89-460-7152-0 93510(양장)

978-89-460-6632-8 93510(무선)

* 책값은 겉표지에 표시되어 있습니다.